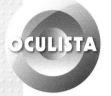 編集企画にあたって

　ぶどう膜炎には 30 種類ぐらいの原因疾患があり，感染性のものもあれば非感染性のものもあり，眼局所のみの疾患もあれば全身疾患に伴うものもあります．しかも，いくら原因検索を行っても原因を同定できない特発性ぶどう膜炎も 4 割を超えますし，中には炎症性ではない眼内リンパ腫のような疾患も混ざってきます．このように病態が多岐にわたる疾患であり，診断が難しいということ，その病態に合わせた適切な治療が要求されるということから，「ぶどう膜炎の診療は難しい」と思われがちです．確かにその通り，我々ぶどう膜炎専門家でさえ感染性か非感染性かの判断に迷う症例に遭遇することも珍しくありません．

　しかしながら，少しずつではありますが，新たな診断ツール，治療手段が登場してきており，より的確な診断が可能となり，治療選択肢も増えてきています．今回の OCULISTA では，眼炎症学会においてご活躍されている新進気鋭の先生方を執筆陣にそろえさせていただき，診断から治療まで幅広くご執筆いただきました．マルチモダルイメージング，多項目 PCR 検査，TNF 阻害薬といった最新のトピックスはもちろん，昔から行われている細隙灯顕微鏡等の診断ツール，ステロイド薬等の治療薬についても重要なポイントを逃さず記載いただきましたので，この 1 冊を読んでいただければぶどう膜炎診療の大筋をご理解いただける内容になったと思います．

　ぶどう膜炎を専門としない先生方にも，本号を通じてぶどう膜炎診療に一歩踏み込むきっかけとなったり，直接かかわらなくとも，我々ぶどう膜炎専門家がどのような診療を行っているのかを身近に感じていただけますと幸いです．

2022 年 4 月

南場研一

KEY WORDS INDEX

岩田　大樹
（いわた　だいじゅ）

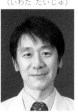

2002年	北海道大学卒業 同大学眼科入局
2010年	同大学大学院医学研究科，博士課程修了
2011年	University College London Institute of Ophthalmology，ポスドク研究員
2014年	北海道大学病院，助教
2021年	同大学大学院医学研究院眼科学教室，診療講師
2022年	同大学病院，講師

楠原仙太郎
（くすはら　せんたろう）

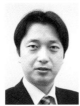

1998年	神戸大学卒業
2004年	理化学研究所発生・再生科学総合研究センター（幹細胞研究グループ），リサーチ・アソシエイト
2007年	兵庫県立尼崎病院眼科，医長
2008年	神戸大学大学院医学研究科外科系講座眼科学分野，助教
2012〜14年	同大学若手教員長期海外派遣制度によりロンドン大学に長期海外出張
2016年	神戸大学医学部附属病院眼科，講師
2018年	同大学大学院医学研究科外科系講座眼科学分野，講師

南場　研一
（なんば　けんいち）

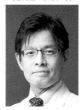

1992年	北海道大学卒業
1999年	同大学大学院医学研究科博士課程修了
1998〜2001年	米国スケペンス眼研究所留学
2001年	北海道大学医学研究科，助手（現，助教）
2010年	同大学病院，講師
2011年	同，診療准教授
2022年	同，診療教授

臼井　嘉彦
（うすい　よしひこ）

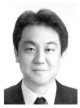

2001年	東京医科大学卒業 同大学眼科入局
2002年	南カリフォルニア大学眼科留学
2003年	順天堂大学免疫学教室，研究生
2006年	東京医科大学八王子医療センター，助手
2007年	同大学病院眼科，助教
2012年	同，講師
2013年	スクリプス研究所，Research Fellow
2015年	東京医科大学臨床医学系眼科学分野，講師 スクリプス研究所，Visiting Associate Professor
2020年	東京医科大学臨床医学系眼科学分野，准教授

慶野　博
（けいの　ひろし）

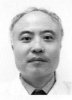

1995年	東京医科大学卒業 同大学眼科学教室入局
1999年	同大学大学院修了
2002〜04年	米国ハーバード大学スケペンス眼研究所留学
2004年	東京医科大学眼科学教室，助手
2007年	杏林大学眼科，講師
2011年	同，准教授
2021年	同，臨床教授

長谷川英一
（はせがわ　えいいち）

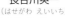

2004年	九州大学卒業
2006年	同大学眼科学教室入局
2008年	同大学大学院，博士課程
2010年	慶應義塾大学微生物学免疫学教室，国内留学
2013年	米国ハーバード大学，MEEI研究員
2016年	九州中央病院眼科，医長
2017年	九州大学病院眼科，助教

蕪城　俊克
（かぶらき　としかつ）

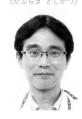

1992年	東京大学卒業 同大学附属病院眼科入局
1993年	武蔵野赤十字病院眼科
1995年	東京大学附属病院眼科，助手
1997〜2001年	東京大学大学院（眼科学）
2001年	東京大学附属病院眼科，助手
2007年	同，講師
2019年	自治医科大学附属さいたま医療センター眼科，教授

髙瀬　博
（たかせ　ひろし）

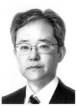

1996年	東京医科歯科大学卒業
2002年	同大学大学院修了 米国NIH留学
2005年	川口市立医療センター
2007年	東京医科歯科大学眼科，助教
2012年	同，講師
2021年	同，病院教授

丸山　和一
（まるやま　かずいち）

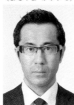

1998年	金沢医科大学卒業 京都赤十字第二病院，研修医・修練医
2003年	米国Harvard Medical School Department of Ophthalmology, Schepens Eye Research Institute, Postdoctoral fellow
2006年	京都府立医科大学大学院医学研究科博士課程修了，博士（医学）取得 米国スケペンス眼科研究所，Adjunct Scientist
2009年	京都府立洛和会病院（現：京都府立医科大学附属北部医療センター）眼科，医長
2012年	京都府立医科大学，助教 東北大学病院眼科診療部門眼科，講師 京都府立医科大学，客員講師
2017年	大阪大学大学院医学系研究科視覚先端医学寄附講座，寄附講座准教授
2018年	ドイツ・ケルン大学，客員教授
2020年	大阪大学大学院医学系研究科視覚情報制御学，寄附講座准教授

中野　聡子
（なかの　さとこ）

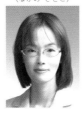

2002年	大分大学卒業 同大学眼科，医員
2014年	同大学医学系研究科修了
2015年	同大学眼科，臨床特任助教
2017年	同，助教

柳井　亮二
（やない　りょうじ）

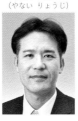

1997年	山口大学卒業 同大学眼科入局
2002年	同大学，助手
2003年	同大学大学院医学系研究科，医学博士 下関市立豊田中央病院眼科，医長
2007年	山口大学大学院医学系研究科眼科学，助教
2009年	同大学眼病態学講座，講師
2010年	同大学大学院医学系研究科眼科学，講師
2011年	マサチューセッツ眼科耳鼻科研究所，研究員
2013年	山口大学大学院医学系研究科眼科学，講師
2015年	同大学医学部附属病院眼科，講師

基本から学ぶ！ぶどう膜炎診療のポイント

編集企画／北海道大学診療教授　南場研一

Monthly Book

OCULISTA

編集主幹／村上 晶　高橋 浩　堀 裕一

No.111 / 2022.6◆目次

CONTENTS

「OCULISTA」とはイタリア語で眼科医を意味します．

Monthly Book

2022.3月増大号
No.

OCULISTA
オクリスタ

108

「超」入門
眼瞼手術アトラス
―術前診察から術後管理まで―

眼瞼手術は**この一冊から**！豊富な図写真とともに、眼瞼手術のエキスパートが
初学者に分かりやすく解説した**眼瞼手術手技**特集！

編集企画 　嘉鳥信忠 聖隷浜松病院眼形成眼窩外科顧問／大浜第一病院眼形成眼窩外科
　　　　　今川幸宏 大阪回生病院眼形成手術センター部長

2022年3月発行　B5判　150頁　定価5,500円(本体5,000円+税)

目次

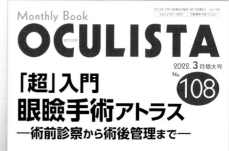

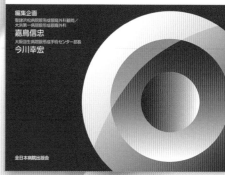

全日本病院出版会
〒113-0033 東京都文京区本郷 3-16-4　Tel：03-5689-5989
www.zenniti.com　　　　　　　　　　　　Fax：03-5689-8030

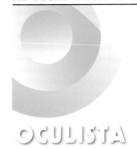

MB OCULI. No. 111：1-5, 2022

特集／基本から学ぶ！ぶどう膜炎診療のポイント

ぶどう膜炎の眼所見
―細隙灯顕微鏡，眼底検査，フレアメーター―

丸山和一*

Key Words： 角膜後面沈着物(kerato precipitate)，前房細胞(cell at anterior chamber)，前房内フレア(flare at anterior chamber)，隅角検査(angle examination)，結節(nodule)，硝子体内細胞(cell at vitreous body)

Abstract：ぶどう膜炎は他の眼科疾患と比較すると，眼科検査だけでは疾患の情報を得ることが困難であり，確定診断するまで時間を要する症例が多く存在する．眼内に病変部位があったとしても，全身所見が正常で，特徴的な所見が乏しいため，診断に苦慮することが多い．ぶどう膜炎を鑑別するためには，眼科検査(特に細隙灯顕微鏡検査)により，疾患を推測し，ぶどう膜炎をきたしうる疾患ならびに診断のための必要な検査項目を行う必要がある．

ぶどう膜炎において診断に苦慮するということは，治療においても病態にあった治療ではなく，対症療法を選択しなければならないことが多い．その結果，寛解と増悪を繰り返すことが多い．よって，ぶどう膜炎を的確に診断することは，病態にあった治療ができ，視力予後に深くかかわることとなる．また近年，難治性ぶどう膜炎に対して，生物学的製剤を使用することがあり，病態による合併症はもちろんであるが，薬剤による眼局所または全身の合併症の危険性もある．そのため，眼局所の合併症を細隙灯顕微鏡検査より予測することも重要であると考える．

細隙灯顕微鏡検査

1. 角膜後面沈着物の観察

細隙灯顕微鏡検査は，活動性を評価するツールとして大変重要な検査である．細隙灯顕微鏡検査は眼表面から，前置レンズを用いることにより，眼底まで観察することが可能である．眼内の状態をライブで観察することにより，急性期か慢性期かを判断でき，かつ特徴的な所見をもって，原因疾患の診断まで可能である．ぶどう膜炎専門医，さらには眼科医にとって最も重要な検査が細隙灯顕微鏡検査であると言っても過言ではない．

細隙灯顕微鏡検査は前眼部から後眼部まで詳細に観察することが可能である．そして観察する組織により，細隙灯顕微鏡の使用方法は異なってくる．ぶどう膜炎疾患において角膜を観察する場合，角膜後面沈着物の形態を観察することが重要となる．角膜後面沈着物を観察する場合，普通に細隙灯光を角膜後面沈着部位にあてるだけではなく，強膜に細隙灯光をあて，その反射で角膜後面沈着物を観察したほうが，形態や色がはっきりして観察しやすくなる(図1)．ぶどう膜炎の場合，角膜後面沈着物は疾患によって形態や色が変化する．角膜後面沈着物の発生はおおよそ炎症の活動性と一致するため重要な指標である．サルコイドーシス等や帯状疱疹ウイルス感染症の場合は豚脂様角膜後面沈着物を認め，ベーチェット病等の場合は，小さな角膜後面沈着物，サイトメガロウイルス(CMV)虹彩炎(内皮炎)の場合は，白色の

* Kazuichi MARUYAMA，〒565-0871 吹田市山田丘2-2 大阪大学大学院医学系研究科視覚情報制御学，寄附講座准教授

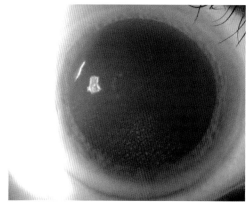

図 1. 角膜後面沈着物の見方
強膜スキャッター法による方法で角膜後面
沈着物の形状や位置を確認

表 1. SUN スコアを参考(前房内細胞)

前房内細胞	観察範囲内の細胞数
0	<1
0.5+	1〜5
1+	6〜15
2+	16〜25
3+	25〜50
4+	>50
観察範囲の細隙灯の光隙は 1 mm×1 mm	

角膜後面沈着物を認める。そして、眼内悪性リンパ腫の場合はガラスの破片状の角膜後面沈着物を確認できる。

2. 前房細胞の評価

前房内の炎症細胞の存在やフィブリン反応、前房出血は活動性が高い指標となる。表 1 にも記載しているように、ぶどう膜炎専門医は前房内の細胞数を観察することで炎症の活動性を評価している[1]。前房内細胞の数により、グレードを決定し、一般的に細胞数が多いほどグレード(活動性)が高い。しかし、この細胞数の決定は客観的評価でなく、診断医の主観で評価されるため、診断する医師によって評価が変わる。出血か炎症を判断するとき、出血と炎症細胞の違いを確認する必要がある。我々は炎症細胞と赤血球の違いを、細胞の光の反射をもって判断している。出血の場合は赤血球が赤黄色に反射する。しかし、炎症細胞の場合は白い反射を得ることができる。出血が古い場合は、white cell となり、炎症細胞との鑑別をすることが困難であるため、抗炎症治療を行っても前房内細胞が多く変化がなければ、治療に反応していない、または出血をしていた可能性であることがわかり、治療の強化・変更が必要となる。このことから前房炎症(前房内細胞)を評価することは活動性や治療反応性の評価をするうえで大事な指標である。

前房細胞の動きで注意する疾患は、術後眼内炎である。術後眼内炎(細菌性)の場合、前房細胞の動きが早く、細かな白色の細胞の前房内での流れが大変速く(サーマルフロー)、一目で異常を確認することができる。このような所見をみた場合は、入院させ、時間単位で診察する必要がある。

3. 隅角所見の評価

ぶどう膜炎では血液眼関門の破綻により房水に蛋白や炎症産物が増加し、線維柱帯に蓄積、線維柱帯やシュレム管自体に炎症が誘導される。さらには、高度の炎症により隅角に新生血管が出現し、前房出血をきたすことがあり、開放隅角機序で眼圧が上昇する。そして、ぶどう膜炎治療において、消炎のために使用されるコルチコステロイド薬による薬剤性の眼圧上昇効果もある。一方、周辺虹彩前癒着や瞳孔縁の虹彩後癒着に基づく瞳孔ブロックによる機械的閉塞隅角機序で眼圧が上昇する場合もある。房水産生量は炎症により一般に低下するが、炎症が抑制された場合に増加する場合もある。ぶどう膜炎における眼圧上昇には多くの要素が関連し眼圧の変動が大きいことが多々ある。

細隙灯顕微鏡検査における隅角検査で、肉芽腫性ぶどう膜炎では隅角結節(図 2)や周辺虹彩前癒着(図 2)を示すことが多い。また炎症が高度になると、隅角に新生血管様の血管拡張が認められることもある。また後眼部の血管閉塞が進行すると、新生血管が隅角に出現し、線維柱帯部位が赤く血液が鬱滞する所見を認めることもある。非肉芽腫性ぶどう膜炎であるベーチェット病、急性前部ぶどう膜炎では再発性前房蓄膿、フィブリン反応による虹彩後癒着や周辺虹彩前癒着をきたす。Vogt-小柳-原田病(VKHD)では脈絡膜炎症により毛様体が腫脹し、水晶体を前方移動させ浅前房

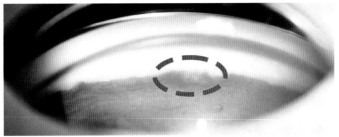

図 2. 隅角所見
赤で囲んだ部位に肉芽腫（結節）と周辺部虹彩前癒着を認める.

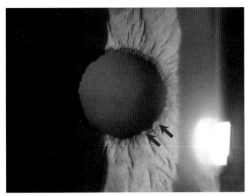

図 3. Koeppe 結節
紫矢印が示すように，瞳孔縁に沿って肉芽腫
（結節）を認める.

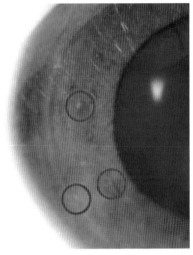

図 4. Bussaca 結節
赤丸部位の虹彩実質に肉芽腫（結節）
を認める.

をきたし機械的に狭隅角所見が認められることも
ある.

　近年，前眼部の swept source（SS）-OCT がさら
に改良され，毛様体あたりまで撮像することが可
能となり，VKHD 等では，SS-OCT にて毛様体剝
離を認めることが可能となっている.

4．虹彩・水晶体の評価

　虹彩の観察において，肉芽腫（結節）の有無や虹
彩と角膜の癒着（虹彩前癒着），虹彩と水品体の癒
着（虹彩後癒着）の確認が必要である．肉芽腫性ぶ
どう膜炎の場合，結節が虹彩に認められた場合は
活動性が高く急性期の指標となる．虹彩の瞳孔縁
に沿って出現する肉芽腫性病変を Koeppe 結節
（図 3），それ以外の虹彩（実質）にできる肉芽腫性
病変を Bussaca 結節（図 4）と呼ぶ．また虹彩前癒
着や虹彩後癒着がある場合は病期の判断は困難で
あるが，前房炎症細胞が高度に存在する場合なら
急性期であり，慢性期または炎症が遷延している
状態と区別することができる．非肉芽腫性ぶどう
膜炎の場合は急性期に虹彩後癒着が発生すること

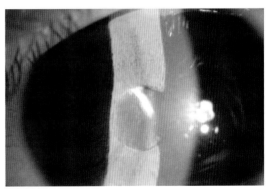

図 5. 白内障
若年者の白内障を認める．ぶどう膜炎に対する
ステロイド治療後に出現した白内障

があり，前房内細胞等の評価と併せて行うことが
必要である.

　細隙灯顕微鏡検査における水品体の観察は，虹
彩後癒着による虹彩色素の沈着や，炎症またはコ
ルチコステロイド投与による白内障の有無の確認

表 2. SUN スコアを参考（硝子体混濁グレード）

硝子体混濁グレード	混濁強度
0	なし
0.5+	わずか
1+	霞んでみえるが，網膜血管および視神経乳頭の境界がはっきり観察可能
2+	より霞んでみえるが，網膜血管がまだ観察可能
3+	強く霞んでみえる．視神経乳頭の境界が非常に不明瞭
4+	視神経乳頭が観察不可

である（図 5）．白内障は元来老化とともに発症する疾患である．しかし，慢性的な炎症やグルココルチコイド等の薬剤によって発症，病態が進行することがある．白内障に関してはぶどう膜炎の活動性よりも薬剤の合併症として考えることが重要であり，特に小児ぶどう膜炎で活動性の炎症があり，コルチコステロイドの薬剤投与中は定期的な診察が必要である．

眼底検査

1．硝子体・網膜の評価

硝子体・網膜の観察は，細隙灯顕微鏡検査と一般的な検眼鏡（ボンノスコープ・双眼倒像鏡）を用いた眼底検査にて評価を行う．より細かい観察が必要なときは前置レンズを用いた細隙灯顕微鏡検査が選択される．

前部硝子体細胞の観察は，細隙灯顕微鏡にて行う．前部硝子体の細胞数や細胞の形態は疾患の活動性や疾患そのものを反映していることがある．細隙灯顕微鏡検査にて細胞が前部硝子体に確認で

きれば，必ず網膜病変の精査が必要である．特に，蛍光眼底撮影検査は重要なため，必ず施行したほうが良い．

硝子体病変で重要な観察事項は，硝子体混濁の形態であると考える．雪玉状，びまん性，ベール状硝子体混濁，真菌性眼内炎で認められる fluff-ball サイン等，さまざまな混濁形態がある．形態から病態を推測可能で，特に眼内悪性リンパ腫や真菌性眼内炎は特徴的な混濁である．混濁は眼底カメラで眼底を撮影しても判断できないことが多く，前置レンズを用いた細隙灯顕微鏡検査や双眼倒像鏡での立体的な観察で確認することが可能である．硝子体混濁にもグレードスコアがあり（表2），また近年は眼底写真で判別することも行っている[2]．しかし，主観的な評価であり，参考値として臨床に用いることが多い．

網膜病変の変化は双眼倒像鏡では，詳細な観察が困難であるため，前置レンズを用いた細隙灯顕微鏡検査で行う．網膜病変の変化はぶどう膜炎の活動性に寄与しており，網膜の滲出斑や網膜血管炎，網膜出血，網膜剥離（滲出性等），視神経乳頭浮腫等が経過観察中または治療中に新たに出現すれば活動性が高いか，治療中であれば薬剤の効果が乏しいことが判断できる．眼底検査所見にて，活動性が高い場合は，蛍光眼底撮影検査を行い，網膜血管からの造影剤漏出パターンや静脈または動脈のどちらの変化が高度か，特徴的な網膜血管炎所見（網膜静脈炎：結節性・シダ状・樹氷状）を呈していないか等を判断する．また脈絡膜血管造影も診断や活動性に有用であり，VKHD の活動期

表 3．治療後または経過観察中の活動性

炎症の活動性	詳細・眼内の状態
活動性なし	細胞＝0
悪化・再発の活動性	炎症の 2 段階増加（前房内細胞，硝子体混濁増加）またはグレード 3～4+
改善	炎症の 2 段階減少前房内細胞，硝子体混濁減少）またはグレード 0 へ減少
寛解	非活動性時期が眼疾患治療後 3 か月以上
遷延（慢性化）	治療中止後 3 か月以内に再発を伴う持続性ぶどう膜炎
SUN score を参考　前房炎症を評価	

表 4. SUN スコアを参考（フレアグレード）

フレアグレード	炎症強度
0	なし
0.5+	わずか
1+	軽度
2+	中等度（虹彩と水晶体がはっきりみえる）
3+	重度（虹彩と水晶体が霞がかっている）
4+	最重度（フィブリン反応等）

には dark spot と呼ばれる所見が認められ，造影剤検査は活動性の指標に有用であることがわかる．

細隙灯顕微鏡の前置レンズによる眼底検査を行うことで，さらなる検査を選択することが可能である．

治療・経過中の活動性について

表 3 に示すように，治療中に細隙灯顕微鏡検査を用いて，前房内炎症や硝子体内，網膜における滲出斑より確認する．

フレアメーター

1. 前房フレアの評価

血液と房水との間には血液・房水柵が存在し，このバリアの物質透過は物質の分子量に反比例し，部位は毛様体無色素上皮細胞層と虹彩組織内の虹彩血管内皮細胞にある．眼内の血液・房水柵機能は炎症が生じるとその機能が透過しやすくなる．その結果，前房内の蛋白濃度が上昇する．この蛋白濃度を散乱の原理を用いて機器を用いて測定することで，定量的に非侵襲に測定することが可能である．以前は主観的な評価でフレアを診断していた（表 4）．しかし，この検査機器を用いて，ぶどう膜炎の前房内炎症や，手術後の炎症を測定し，炎症の評価や手術後に使用する薬剤等を選択することが可能となった．

フレアメーターは微弱なレーザー光を眼内に入れ，前房からの散乱光強度を測定することにより前房中に含まれる蛋白濃度を測定する．蛋白濃度と炎症の程度は正比例するため，蛋白濃度を測定することにより，炎症の程度を客観的に捉えることができる．常人眼のフレアー値を定義することは困難であるが，おおよそ 10 フォトンカウント/msec 未満が正常値と考えられる．加齢変化があり，高齢になるほど値は高くなる（5 フォトンカウント/msec 前後が比較的多い）．

炎症の程度は，スリットランプで医師が主観的に判断しているため，統一性がない．器械で数値化することにより，世界共通の客観的データとなる．この数値は抗炎症剤の強さ，点眼期間を決めることに役立つ．通常は 30 フォトンカウント/msec 以上でないとスリットランプで認識できない．つまりスリットランプだけでは，炎症が起きているのに気づかない場合があるということである．ぶどう膜炎の場合，特に有効であり早めの処置が可能となる．大鹿らは，スリットランプによるグレーディングとフレアメーターの数値に有意な相関関係があることを報告しており，信頼できる評価であることがわかる．

文 献

1) Jabs DA, Nussenblatt RB, Rosenbaum JT, Standardization of Uveitis Nomenclature Working G：Standardization of uveitis nomenclature for reporting clinical data. Results of the First International Workshop. Am J Ophthalmol, 140：509-516, 2005.
   Summary SUN working group による眼内炎症のグレードを示した文献.
2) Davis JL, Madow B, Cornett J, et al：Scale for photographic grading of vitreous haze in uveitis. Am J Ophthalmol, **150**：637-641 e631, 2010.
   Summary 硝子体混濁のグレードを示した文献.

Monthly Book

OCULISTA
オクリスタ

2021.**3**月増大号
No.
96

眼科診療ガイドラインの活用法

編集企画　白 根 雅 子　しらね眼科院長
2021年3月発行　B5判　156頁
定価5,500円(本体5,000円+税)

活用法のほかにも,
簡単な概要や**制作時の背景**,
現状の問題点なども含めて
解説された眼科医必携の
増大号です!

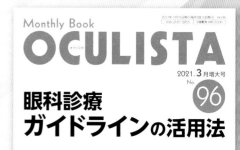

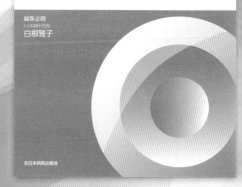

目次

全日本病院出版会　〒113-0033 東京都文京区本郷 3-16-4　Tel:03-5689-5989
www.zenniti.com　　　　　　　　　　　　　　　　　　　Fax:03-5689-8030

MB OCULI. No. 111 : 7−12, 2022

特集／基本から学ぶ！ぶどう膜炎診療のポイント

ぶどう膜炎の原因検索
―全身検索―

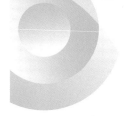

OCULISTA

柳井亮二*

Key Words : サルコイドーシス(sarcoidosis)，アンギオテンシン変換酵素(angiotensin converting enzyme)，可溶性 IL-2 受容体(soluble interleukin-2 receptor : sIL-2R)，肺門部リンパ節腫脹(bilateral hilar lymphadenopathy : BHL)，ヒト白血球抗原(human leukocyte antigen : HLA)

Abstract：ぶどう膜炎に対する全身検索は，眼所見からすぐに診断のできないぶどう膜炎すべてに行うのではなく，眼所見から鑑別疾患を列挙し，鑑別を進めるための補助検査とする．全身検査は，①体調チェック項目，②免疫関連項目，③感染関連項目に分類され，必要と思われる検査を適切に選択する．ただし，梅毒および結核に対する検査はあらゆるぶどう膜炎の全身検索の際に欠かさずに検査するべきである．

本邦のぶどう膜炎の原因疾患として，最も頻度の高いサルコイドーシスが疑われる症例では，血清中のアンギオテンシン変換酵素，可溶性 IL-2 受容体とともに，胸部 X 線あるいは胸部 CT を撮影する．

診断不能ぶどう膜炎に対しては，非肉芽腫性前部ぶどう膜炎では HLA-B27，両眼の乳頭浮腫を伴う後部・汎ぶどう膜炎や Vogt-小柳-原田病が疑われる症例では，腰椎穿刺が鑑別診断に有用となる．

はじめに

ぶどう膜炎は全身疾患に関連することが多いが，ぶどう膜炎の原因検索のためにやみくもに全身検索を行ってはならない．ぶどう膜炎の原因検索に最も重要なのは眼所見であり，全身検索は眼所見から導かれた診断を確定するための補助となる．逆に全身検査で陽性所見が乱立すると，かえって診断を迷わせることになる．各検査の感度，特異度を考慮して検査結果の病的意義を眼所見とともに総合的に検討する必要がある．例えば，サルコイドーシス病変が心臓や肺に存在し，さまざまな検査結果が揃ってもぶどう膜炎を発症しない症例もある．ベーチェット病は全身に炎症を生じる疾患であるが，ぶどう膜炎のほか，口腔

粘膜のアフタ性潰瘍，外陰部潰瘍，皮膚症状の臨床所見(図 1)と臨床経過から診断する疾患のため，human leukocyte antigen(ヒト白血球抗原，HLA)検査を含めた全身検査はあくまで補助的である[1]．本稿では，ぶどう膜炎診療に有用な全身検索を概説し，サルコイドーシス，結核，原因不明ぶどう膜炎に対する全身検査の組み立て方について解説する．

ぶどう膜炎の全身検索の基本的な考え方

ぶどう膜炎は何らかの原因により，ぶどう膜あるいは眼内に炎症を生じる疾患である．その原因は大きく 3 つに分かれ，感染，自己免疫，腫瘍により引き起こされる．ぶどう膜炎の全身検査においても，これらの 3 つの原因に対するアプローチを念頭に置いて検査項目を選択していく．つまり，ルーチンで行う①体調チェック項目に，自己

* Ryoji YANAI，〒755-8505　宇部市南小串 1-1-1　山口大学医学部眼科学教室，講師

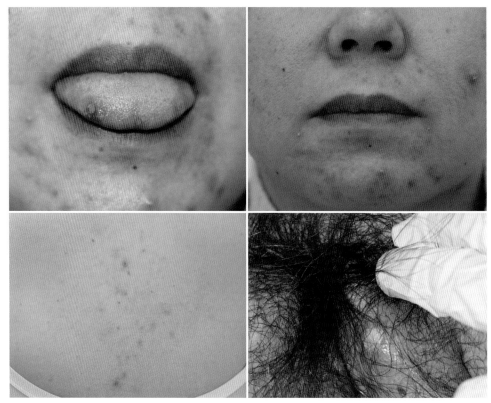

図 1. ベーチェット病の皮膚所見

a	b
c	d

a：口腔内アフタ
b：顔部のざ瘡様皮疹
c：背中の紅斑様皮疹
d：陰部潰瘍
（山口大学大学院医学系研究科皮膚科学講座 山口道也先生ご提供）

免疫や自己炎症を疑った際に追加する②免疫関連項目，感染を疑った際に追加する③感染関連項目を適宜組み合わせる．眼所見にこれらの全身検索の結果を追加しながら鑑別診断を進め，確定診断のために必要な項目を追加することで，最終診断に至ることができる[2)3)]．しかしながら，さまざまな検査を行ってもぶどう膜炎の原因が同定できない症例があり，本邦の疫学調査では 36.6％ 程度が診断不能となることが報告されている[4)]．

1．体調チェック項目

ぶどう膜炎の原因検索で全身検査を行う必要のある場合，例えば，後部ぶどう膜炎や汎ぶどう膜炎がみられる例では，体調チェック項目を検査する（表 1）．特に，高齢者や免疫抑制治療等により日和見感染が疑われる例，眼内炎や急性網膜壊死，Vogt-小柳-原田病（VKH）が疑われる例では，ぶどう膜炎の原因検索とともに，手術治療や全身のステロイドによる治療を想定した全身状態の評価が必要となる（表 1）（ステロイド前の検査は本特集の蕪城先生，慶野先生，高瀬先生の稿を参照）．

このとき，ぶどう膜炎に対する全身検索の特徴は，必ず梅毒と結核の検査項目を追加することである．梅毒と結核は発症時期や経過によりさまざまなぶどう膜炎の眼所見を呈するため，眼所見だけでは確定診断できない．全身状態を検索する際にはルーチンで梅毒と結核を調べておくことがぶどう膜炎診療の基本となる[5)]．

2．免疫関連項目

全身疾患に関連性が強いぶどう膜炎では，表 1に加え，表 2のなかから適切な項目を選択して追加する．例えば，結節性静脈炎や両眼性の肉芽腫性虹彩毛様体炎では，サルコイドーシスや結核が鑑別疾患に挙がるため，免疫チェック項目の検索が必要となる．

表 1. 体調チェック項目

全血算, CBC(complete blood count)	トリグリセリド TG
総蛋白 TP	Glu
蛋白分画	Na
アルブミン	K
尿素窒素 BUN	Cl
クレアチニン	CRP
尿酸	LDH
Ca	PT
総ビリルビン TBil	APTT
直接ビリルビン DBil	HbA1c
AST	無機リン
ALT	**あらゆるぶどう膜炎の鑑別のために**
ALP	梅毒 PRP 法定性
γ-GTP	梅毒 TPLA 定性
総コレステロール	T-SPOT

表 2. 免疫関連項目

RF	尿クレアチニン
IgE	尿 β2 ミクログロブリン
IgA	尿 N-アセチルグルコサミニダーゼ(NAG)
IgM	尿カルシウム
IgG	
KL-6	必要時追加で HLA 検査
抗核抗体	胸部 X 線あるいは胸部 CT, 心電図
抗 ds-DNA 抗体	
アンギオテンシン変換酵素 ACE	
可溶性 IL-2 受容体	
補体価 CH-50	
C3	
C4	
血沈	

表 3. 感染関連項目

梅毒 TPLA 定性	HTLV-Ⅰ 抗体定性
梅毒 TPLA 定量	VZV IgG
T-SPOT	VZV IgM
トキソプラズマ IgG	HSV IgG
トキソプラズマ IgM	HSV IgM
抗ストレプトリジン O ASO	CMV IgG
HCV 抗体	CMV IgM
HBc 抗体	EBV IgG
HBs 抗原定性	EBV IgM
HBs 抗体定性	風疹 IgG
RPR 定性	風疹 IgM
RPR 定量	HTLV-1 : human T-lymphotropic virus type Ⅰ

小児のぶどう膜炎では，尿中 β2 ミクログロブリンを測定して間質性腎炎ぶどう膜症候群を鑑別する．成人の片眼性の急性前部ぶどう膜炎であっても，腰痛や消化器症状を伴う場合には HLA-B27 や整形外科や消化器内科への紹介が硬直性脊椎炎や炎症性腸疾患(クローン病，潰瘍性大腸炎)の診断の補助となる．

ただし，全身検索の結果が陰性であっても，非感染性ぶどう膜炎が否定されるわけではないことに留意する必要がる．検査結果と眼所見，臨床経過を総合的に判断して，鑑別を進めることが重要である．特に，ステロイドの全身投与後では，炎症性の検査項目は上昇しないため注意を要する．

3. 感染関連項目(表3)

片眼性の汎ぶどう膜炎や限局性の網脈絡膜滲出性病巣がみられる症例では，感染性ぶどう膜炎を鑑別する必要がある．虹彩炎のある感染性ぶどう膜炎の診断には，眼内液からの原因検索が有用である(本特集の中野先生の稿を参照)．全身検索では表3に列挙した項目から，年齢，性別，感染症の発症状況の地域性等から，適切な検査項目を選択する．ただし，感染関連項目のなかでも，梅毒と結核に対する検査は必須である．

感染性ぶどう膜炎の原因微生物の同定には，ペア血清を用いた診断法が臨床的に有用となる．発症初期の急性期と2週間以降の回復期に採血を行い，血清学検査を行う．例えば，単純ヘルペスウイルス(HSV)の感染では，初感染の発病初期に IgM 抗体価の上昇が証明されるが，再発の場合でも上昇がみられるため，IgM 抗体価の上昇を初感染と考えることはできない．IgM 抗体の上昇は HSV の増殖状態(活動期)と解釈する．一方，IgG

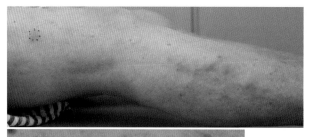

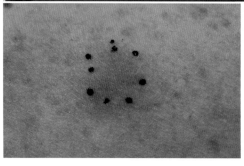

図 2.
サルコイドーシスの皮下型結節
(山口大学大学院医学系研究科皮膚
科学講座 山口道也先生ご提供)

表 4. サルコイドーシスを疑う症例の全身検索

検査項目	陽性結果	備 考
血液検査	アンギオテンシン変換酵素(ACE)上昇 血清リゾチーム 可溶性 IL-2 受容体上昇 カルシウム上昇 AST, ALT 上昇	小児はサルコイドーシスの 有無にかかわらず上昇
胸部 X 線, CT	肺門部リンパ節腫脹(BLT)	肺結核との鑑別にも有用
気管支内視鏡	網目状血管増生 顆粒状粘膜変化	呼吸器内科との診療連携

抗体の産生は長期に持続し, 再発の前後で変動が
みられないため, ペア血清で 4 倍以上の有意な
IgG 抗体の上昇が証明できれば確定診断となる.

確定診断のための全身検索

1. サルコイドーシス

両眼性肉芽腫性汎ぶどう膜炎のみられる症例で
は, 最も頻度の高いサルコイドーシスを鑑別しな
ければならない[1]. サルコイドーシスは, 前眼部
の診察で豚脂様角膜後面沈着物, 前房炎症細胞,
虹彩結節, 隅角結節等がみられ, 眼底検査では雪
玉状や真珠の首飾り様の硝子体混濁や静脈を主と
した網膜血管周囲炎がみられる. ぶどう膜炎のほ
か, 視神経や眼瞼等あらゆる眼組織に肉芽腫が発
生し, 全身では呼吸器, 循環器, 皮膚(図2), 中
枢神経系, 脊髄神経, 筋肉, 消化管等あらゆる器
官に発症する[6].

ぶどう膜炎の全身検索では, まず血液検査で血

清アンギオテンシン変換酵素, 血清リゾチーム,
血清可溶性インターロイキン 2 受容体の上昇の有
無を確認する(表4). 診断基準には含まれないが,
血清カルシウムや肝酵素(AST, ALT)の上昇も補
助診断となる.

画像検査では, 胸部 X 線あるいは, 胸部 CT で
肺門部リンパ節腫脹(BLT)の有無を確認すると
ともに, 肺結核との鑑別を行うことも重要である.

2. 結核性ぶどう膜炎

結核との鑑別ではツベルクリン反応が有用で,
結核では強陽性, サルコイドーシスでは陰転化す
る. しかし, 近年では BCG 接種の影響がなく,
鋭敏に結核感染を判定できるインターフェロンγ
遊離試験(T-SPOT)が結核検査の主流となってい
る. T-SPOT は, 97.5%の感度で結核菌の存在を
判定できるが(表5), 既感染と新規感染は区別が
できない. また, 活動結核と潜在性結核感染症と
の区別もできないため, T-SPOT 陽性患者では,

表 5. 結核検査の比較

	ツベルクリン反応	インターフェロンγ遊離試験 (T-SPOT)
反応物質	結核菌培養濾液精製抗原 (PPD：Purified Protein Derivative)	結核菌特異抗原 (ESAT-6，CFP-10)
検査方法	皮内注射 48 時間後に判定	静脈血を抗原と反応
判定方法	発赤と硬結を測定	ELISPOT 法で IFN-γ 産生細胞の spot 数を目視計測
BCG の影響	あり	なし
陽性の解釈	BCG 接種による結核免疫あり 結核感染あり	結核感染あり 既感染と新規感染の区別不能
陰性の解釈	BCG 接種による結核免疫なし 結核感染の可能性は否定できない	結核感染なし
感　度	手技に依存	97.5%
特異度	低い	99.1%

表 6. インターフェロンγ遊離試験 T-SPOT 陽性と結核感染の状態

	結核菌既感染 結核未発病	活動性結核	
	潜在性結核感染症	初　期	進行期
T-SPOT	+	+	+
症状(咳，痰，発熱)	−	−	−〜+
喀痰塗抹培養検査	−	−	−〜+
胸部 X 線所見	−	−	+
胸部 CT 所見	−	−〜+	+
感染性	−	−	−〜+

自覚症状，喀痰塗抹培養検査，胸部画像検査から感染性の有無について総合的に判断する必要がある(表 6)．T-SPOT 陽性の症例に対しては，呼吸器内科と密に連携して診療にあたるほうが良い．

活動性結核が否定された場合，治療歴がある肺結核の既往者であれば，治療は不要であるが，治療歴がない肺結核の既往者や，ステロイド剤，免疫抑制剤，生物学的製剤の使用は結核発病の高リスクであるため，潜在性結核感染症として治療が推奨されている[7]．

3．診断不能ぶどう膜炎に対する全身検査

特徴的な眼所見に乏しく，眼内液による検索や前述の全身検索を行っても診断できないぶどう膜炎に対する全身検索では，ぶどう膜炎の解剖学的な分類に従ってアプローチすることが有用である(表 7)．

すべてのぶどう膜炎に対してルーチン追加する検査と前部ぶどう膜炎，後部あるいは汎ぶどう膜炎に対して各々追加する検査がある．前部ぶどう膜炎であっても，発症形式(急性か慢性か)，炎症の質(肉芽腫性か非肉芽腫性か)によって必要な検査が異なる．例えば，両眼の乳頭浮腫を呈して頭蓋内圧亢進の疑われる例では，脳神経内科と連携のうえ，腰椎穿刺が有用である．また，Vogt-小柳-原田病でも，腰椎穿刺によりリンパ球優位の髄液細胞増多がみられる．結核との鑑別が難しく，肺病変が疑われる症例は，呼吸器内科と診療連携し，気管支内視鏡が推奨される．

おわりに

ぶどう膜炎の原因検索では，全身検査による補助検査が診断に有用となる症例があるが，全身検査に依存しすぎることがないように注意しなければならない．眼所見から挙げられる鑑別疾患を診断あるいは除外していくための検査項目を組み立てるように心がける．また，検査項目によっては

表 7. 診断不能ぶどう膜炎に対する原因検索

解剖学的分類	原因検索
すべてのぶどう膜炎	全血算 CRP 血沈 T-SPOT 梅毒 PRP 法定性，梅毒 TPLA 定性 胸部 X 線あるいは胸部 CT
前部ぶどう膜炎 　非肉芽腫性 　肉芽腫性 　慢性，再発性の場合	HLA-B27，仙腸関節 X 線，消化管内視鏡 前房水 PCR(HSV，VZV，CMV) アンギオテンシン変換酵素(ACE) 可溶性 IL-2 受容体
後部・汎ぶどう膜炎 　両眼の乳頭浮腫を伴う例 　Vogt-小柳-原田病疑い 　オーロラ状硝子体混濁 　ステロイド抵抗性(眼悪性 　リンパ腫疑い)	トキソプラズマ抗体，脳 MRI(40 歳以上) 腰椎穿刺 腰椎穿刺 前房水サイトカイン(IL-10/IL-6) 前房水 PCR(HSV，VZV，CMV)，硝子体生検

CMV : cytomegalovirus(サイトメガロウイルス)
HLA : human leukocyte antigen(ヒト白血球抗原)
HSV : herpes simplex virus(単純ヘルペスウイルス)
VZV : varicella zoster virus(水痘・帯状疱疹ウイルス)

外注や保険診療外の検査となるため，各地域の検査・保険診療の状況に合わせて適切に運用することが肝要である．

文 献

1) 大野重昭，蕪城俊克，北市伸義ほか：Behcet 病(ベーチェット病)眼病変診療ガイドライン．日眼会誌，**116**(4)：394-426，2012.

2) 大黒伸行：病態に即した，適切なぶどう膜炎検査項目を教えて下さい．専門医のための眼科診療クオリファイ 13(園田康平編)，中山書店，pp.75-80，2012.

3) 柳井亮二：診断に役立つ全身検査．所見から考えるぶどう膜炎 第 2 版(園田康平，後藤　浩編)，医学書院，2022. 印刷中

4) Sonoda KH, Hasegawa E, Namba K, et al：Epidemiology of uveitis in Japan：a 2016 retrospective nationwide survey. Jpn J Ophthalmol, **65**(2)：184-190, 2021. doi：10.1007/s10384-020-00809-1. Epub 2021 Mar 11. PMID：33694024
Summary 本邦のぶどう膜炎専門医が在籍する 66 施設の 2016 年度のぶどう膜炎 5,378 例の原因疾患を調査した疫学報告．サルコイドーシス，Vogt-小柳-原田病，ヘルペス虹彩炎，急性網膜壊死，強膜ぶどう膜炎が上位 5 疾患で，分類不能が 36.6%と報告されている．

5) Majumder PD, Sudharshan S, Biswas J：Laboratory support in the diagnosis of uveitis. Indian J Ophthalmol, **61**(6)：269-276, 2013. doi：10.4103/0301-4738.114095. PMID：23803478；PMCID：PMC3744779

6) 有賀俊英，石原麻美，臼井嘉彦ほか：ぶどう膜炎診療ガイドライン．日眼会誌，**123**：635-696，2019.
Summary 日本眼炎症学会のぶどう膜炎専門医により作成されたぶどう膜炎の診断と治療についてのガイドライン．総論，感染性ぶどう膜炎 9 疾患，非感染性ぶどう膜炎 16 疾患に大別されており，総論ではぶどう膜炎の疫学，用語，報告基準，所見の定量，局所・全身治療，合併症に対する外科的治療についてまとめられている．

7) 日本結核病学会予防委員会・治療委員会：潜在性結核感染症治療指針．結核，**88**：497-512，2013.
Summary 積極的に治療を検討する必要のある潜在性結核感染症は，HIV/AIDS，臓器移植(免疫抑制剤使用)，珪肺，慢性腎不全 透析，最近の結核感染(2 年以内)，胸部 X 線画像で線維結節影(未治療の陳旧性結核)，生物学的製剤の使用，多量の副腎皮質ステロイドである．

MB OCULI. No. 111：13−20, 2022

特集／基本から学ぶ！ぶどう膜炎診療のポイント

ぶどう膜炎の原因検索
―眼内液からの検査―

中野聡子*

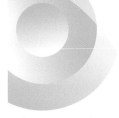

OCULISTA

Key Words： 感染性ぶどう膜炎(infectious uveitis)，硝子体網膜リンパ腫(vitreoretinal lymphoma)，仮面症候群(masquerade syndrome)，多項目 PCR 検査(multiplex PCR)，Direct Strip PCR，硝子体生検(vitreous biopsy)

Abstract：眼内液検査は感染性ぶどう膜炎，硝子体網膜リンパ腫(VRL)の検査法として確立されている．いずれもステロイド投与後に陽性率が低下するため，治療前検査が推奨される．初診時は前房水検査が簡便で，臨床診断に基づいて目的病原体・疾患を明確にし，感染性ぶどう膜炎では鏡検，培養，PCR 等，VRL ではサイトカイン検査(IL-10・IL-6)を行う．感染性ぶどう膜炎に対する多項目 PCR 検査キット(Direct Strip PCR® 法)の普及で，簡便に外来迅速検査が可能になった．硝子体手術による生検は，硝子体混濁等の治療のみならず，診断のための十分な眼内液を得る目的で行う．VRL では単独で確実な検査はなく，細胞診，セルブロック，サイトカイン，遺伝子再構成，フローサイトメトリー，MyD88 変異に計画的に検体を配分する．眼内液検査は 1 つの検査に過ぎず，重篤な全身病変を見逃すことのないよう，採血や画像等の全身検査を必ず併用する．

はじめに

　眼内液検査は感染性ぶどう膜炎，硝子体網膜リンパ腫(vitreoretinal lymphoma：VRL)の検査法として確立されている．眼内液は微量で，貴重な診断の機会を逸しないためにも，検査体制を構築してから検体採取に臨み，計画的に検体を配分する．また，検査精度向上のため，検査のタイミング，採取法，迅速な提出，温度管理に注意する．なお，眼内液検査のみで診断を決定することはできない．また，全身病変を見逃すことのないよう，採血や画像等の全身検査を必ず併用する．臨床所見，眼内液検査を含む眼科検査，全身検査のすべてを勘案して，医師が総合的に診断を導く．

* Satoko NAKANO，〒879−5503　由布市挾間町医大ヶ丘 1-1　大分大学医学部眼科学教室，助教

感染性ぶどう膜炎に対する眼内液検査

1．概　要

　ぶどう膜炎全国疫学調査[1]において，全体の 15.4％を占める感染性ぶどう膜炎は，その頻度順に，ヘルペス性虹彩炎，急性網膜壊死，サイトメガロウイルス(CMV)網膜炎，真菌性眼内炎，ヒト T 細胞白血病ウイルス 1 型(HTLV-1)関連ぶどう膜炎，細菌性眼内炎，結核性ぶどう膜炎，眼トキソプラズマ症，梅毒性ぶどう膜炎，猫ひっかき病，眼トキソカラ症，Epstein-Barr ウイルス(EBV)関連ぶどう膜炎がある．このうち，ヘルペスウイルスの多くは通常幼小期に感染が成立するため血清抗体価を用いた診断が困難で，眼内液検査による病原体検出が必要とされる．他に，細菌，真菌，トキソプラズマ，梅毒，HTLV-1 についても，眼局所からの検出が診断に有用である[2〜6]．

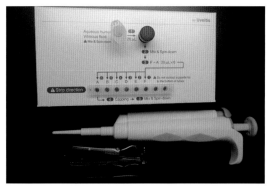

図 1. 眼感染症多項目 PCR 検査キット（Direct Strip PCR® 法）

9 種の感染性ぶどう膜炎主要病原体に対応する．ピペットとマルチプレックス PCR 機器のみあれば良い．20 μl の微量眼内液から少ない手順で，簡便迅速に同時検査が可能である．

2．検査方法
1）鏡検・培養検査

前房水・無希釈硝子体を用いる．細菌性・真菌性眼内炎疑いでは，鏡検が最も早く結果が得られるが，眼科臨床医では判定が難しい菌もあり，検査部門と連携する．培養・薬剤感受性検査では全科共通の薬剤感受性プレートが導入されている場合が多いが，適切な治療のためには眼科用薬が網羅された薬剤感受性検査プレート[7]を用いる．遅発性眼内炎の代表である Cutibacterium acnes（アクネ菌）は嫌気培養を要する．

2）PCR 検査
a）感染性ぶどう膜炎に対する多項目 PCR 検査

Polymerase chain reaction（ポリメラーゼ連鎖反応，PCR）検査では，目的遺伝子に対応する遺伝子断片と酵素を混合して温度変化のサイクルを反復することで，目的病原体の遺伝子を増幅・検出する．PCR 検査のうち，リアルタイム PCR は目的病原体遺伝子を定量的に検出するもの，マルチプレックス PCR[5]は多項目を同時に検査するものである．ブロードレンジ PCR[6]は細菌・真菌遺伝子の共通遺伝子領域を検出し，細菌では 60〜80％に対応する．近年，繁雑な核酸精製手技を省いて簡便化した眼感染症多項目 PCR 検査キット（Direct Strip PCR® 法[2)〜4)]）（図 1）が実用化され，まず，感染性ぶどう膜炎に対するキットが発売された．単純ヘルペスウイルス 1 型（HSV1），2 型

（HSV2），水痘・帯状疱疹ウイルス（VZV），EBV，CMV，ヒトヘルペスウイルス 6（HHV6），HTLV-1，梅毒スピロヘータ，トキソプラズマの 9 種の感染性ぶどう膜炎主要病原体を，20 μl の微量眼内液から簡便迅速に同時検査可能である．新型コロナウイルス感染症を契機に，クリニックの外来にも設置可能な小型 PCR 機器も登場したことで，臨床現場即時検査（point of care testing：POCT）に対応し，外来，術中迅速 PCR 検査も行われている．先進医療や外注検査として，ほぼすべての都道府県に普及した．PCR 検査はサイトメガロウイルス角膜内皮炎や急性網膜壊死の診断基準に含まれ，全国疫学調査においてもヘルペス性虹彩炎の診断率向上に寄与したと考察されている[1]．

PCR 検査で得られる Ct 値は，検出されるまでの増幅にかかる温度変化のサイクル数のことで，小さいほど病原体量が多いことを示す．Ct 値は検量線キットを用いることで，検体 1 ml あたりの病原体コピー数（copies/ml）に換算され，病勢把握に有用である[8]．また，多項目 PCR 検査は，感染性ぶどう膜炎と所見が類似する非感染性肉芽腫性ぶどう膜炎においても，免疫抑制治療前の感染症除外診断に役立つ．なお，EBV，HHV6，HTLV-1 は副次的検出がありうるため，起炎病原体かは慎重に判断する[3]．

b）感染性ぶどう膜炎に対する単項目 PCR 検査

診断後の経過観察用として単項目 PCR 検査キットがある．多項目キットより安価で，検体量も少なく（2 μl），再発診断や経過観察に役立つ．例えば，CMV キットでは，サイトメガロウイルス網膜炎のガンシクロビル硝子体内注射の際に副次的に得られた前房水を検査することで，病勢把握，治療継続の目安となる．

c）急性細菌性眼内炎に対する多項目 PCR 検査

急性細菌性眼内炎に対する多項目 PCR キットは，主要病原体，細菌 16SrDNA（細菌の 60〜80％に対応・ブロードレンジ PCR），および薬剤耐性遺伝子を検査項目に含み，培養より早く結果が判明する．予後不良な腸球菌や，抗菌薬選択が必要

となる MRSA 等の主要病原体が簡便に迅速検査できるメリットは高い．ただし，ヒトに感染する細菌種は 3 万種以上あり，すべてを網羅しない．主要病原体以外は，シーケンスやメタゲノム解析を必要とする．なお，遅発性眼内炎や真菌性眼内炎の弱い炎症，特に前房水検査では，眼表面や採取・検査環境に存在する常在菌によるコンタミネーションが真陽性と病原体量が近似する[3]ため，いずれの手法でも検出病原体が起炎病原体か慎重に判断する．

3．検体採取

病変主座に近い部位，つまり，前眼部疾患では前房水，後眼部疾患では硝子体が検査に適する．眼トキソプラズマ症等，後眼部疾患で前房水を代用する場合は検出率低下を踏まえて解釈し，採血等を併用する．逆に，初診時に硝子体手術に至る重症例では，前房水よりも病原体に富む硝子体の検査を優先する．また，治療開始後は検出率が低下するため，初診時・治療開始前検査を心がける．

1）前房水

臨床診断に基づき，目的病原体を念頭に，適する検査（鏡検，培養，PCR 等）を組み合わせ，必要な前房水量を計算する．硝子体内注射に準じて眼表面を洗浄し，房水ピペットや，30 G 針と 1 ml 注射針を用いて，手術用顕微鏡下で 50〜150 μl を採取する．グラム・ファンギフローラ染色は 20 μl 以上をスライドに落とし，風乾して染色する．培養・薬剤感受性検査は 20 μl 以上を確保し，液体のまま，もしくは輸送培地に入れて，迅速に提出する．やむを得ず検査まで時間を要する場合は冷蔵する．嫌気ポーターを使用する場合はすぐに注入する．PCR 検査は 20 μl を確保し，検査まで冷凍可能である．

2）硝子体

前房水採取と同じく，提出予定の検査に必要な検体量を計算し，提出方法を確認してから手術に臨む．鏡検，培養，PCR は無希釈硝子体が望ましい．また，抗菌薬やヨード製剤を含む灌流液の影響を避ける．

4．注意点

眼内液検査は眼局所病変を反映するが，全身病変を反映しないため，全身病変の検索も必ず行う．サイトメガロウイルス網膜炎では CMV 抗原血症（C7-HRP），HTLV-1 関連ぶどう膜炎では血清抗体価，眼トキソプラズマ症では血清抗体価（IgM，ペア血清等），梅毒では STS 法・TPHA 法，必要なら FTA-ABS 法，HIV 検査を行う．

眼内液検査が適さない感染性ぶどう膜炎もある．結核菌，トキソカラ，バルトネラ菌は，我が国を含む先進国では反応性の炎症が多く，眼内液中で病原体を補足することは難しい．トキソカラは眼内液上清を用いた抗体定性検査（Toxocara CHECK[®]）による眼内特異抗体同定が有用であったが，現在は入手困難で，幼虫に対する血清抗体検査を行う．結核はインターフェロンγ遊離試験・ツベルクリン反応・胸写を行う．猫ひっかき病では *Bartonella henselae* に対する血清抗体検査を行う．

悪性リンパ腫に対する眼内液検査

1．概　要

ぶどう膜炎全国疫学調査[1]で 2.6％を占める悪性疾患のうち VRL においても，眼内液検査が診断に役立つことが多い．VRL は中枢神経悪性リンパ腫（central nervous system lymphoma：CNSL）の一亜型で，約 95％が非 Hodgkin びまん性大細胞型 B 細胞リンパ腫（DLBCL）である．主に硝子体混濁（びまん性，時にオーロラ状やヴェール状），網膜下黄白色隆起性病変，および両者が混在した所見を呈する．ぶどう膜炎と所見が酷似し，ステロイド薬にわずかに反応するも，再発を繰り返す，いわゆる仮面症候群（masquerade syndrome）を呈し，臨床診断が困難である．我が国の多施設研究でも，発症から確定診断までに平均 12.8 か月を要し，5 年生存率は 61.1％と予後不良で[9]，早期の確実な診断が望ましい．近年，眼内液を用いたサイトカイン検査が保険収載され（IL-10，IL-6，1,000 点），外来でも PCR 検査と同じ

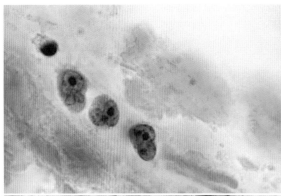
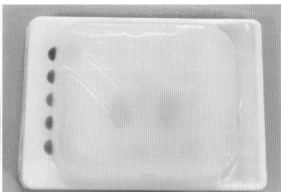
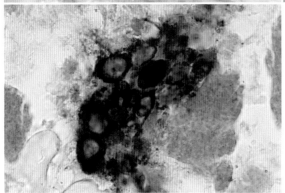

a | b
c |

図 2.
悪性リンパ腫の細胞診検査
  a：サイトスピン法・パパニコロウ染色(100 倍).
    異形性が強いリンパ腫細胞を認める.
  b：セルブロック法・パラフィンブロック. 遠心後
    にチューブ内でホルマリン固定して取り出し,
    パラフィン包埋する.
  c：セルブロック法・免疫染色(100 倍). B 細胞マ
    ーカーである CD20 陽性細胞を多数認める.

手順で(必要があれば同時に)前房水を採取するこ
とで, 臨床診断をサポートする情報が得られ, 硝
子体生検に踏み切りやすくなった. 硝子体切除術
による生検は, 硝子体混濁除去による視力改善の
みならず, リンパ腫細胞増殖の場の除去, 複数の
検査に配分する十分量の眼内液を採取する目的が
ある. 硝子体生検では悪性細胞の証明, つまり細
胞診が基本であるが, リンパ腫細胞は変性しやす
く陽性率が低い. サイトカイン検査(IL-10/IL-6
比), 免疫グロブリン重鎖(IgH)等の遺伝子再構成
(PCR), フローサイトメトリー, MyD88 遺伝子変
異等を併用する. 2021 年に VRL 診断の国際的な
コンセンサス[10]が発表された. なお, 感染性ぶど
う膜炎と同様, 眼内液検査で全身病変を類推する
ことはできず, 血液内科等と連携して血液検査
(血液像, LDH, 可溶性 IL-2R 抗体等), 頭部造影
MRI, PET-CT 等を進める.

2. 検査方法
1) 細胞診
眼内液中にリンパ腫細胞(異型リンパ球)を証明
できれば確定診断となる(図 2-a). 無希釈硝子体
や灌流液沈渣, 稀に前房水を用いて, サイトスピ
ン法(自動遠心塗抹法)等でスライド標本を作成
し, ギムザ, パパニコロウ染色を行うが, 臨床現
場では class Ⅲ が多いという問題がある.
一方, Kase らが報告した硝子体灌流液を用いた
セルブロック法は, 93.3%の高い陽性率を示す[11].
50 ml コニカルチューブに入れた灌流液 1〜2 本を
2,500 rpm で 10 分間遠心し, 上清を取り除いた沈
渣を 10%パラホルムアルデヒドで一晩固定し,
チューブを割って取り出し, パラフィンに包埋す
る(図 2-b). その後, HE 染色と免疫染色を行う
(図 2-c). B 細胞マーカー CD20 や, T 細胞マー
カーである CD3 等で免疫染色する. NK 細胞系は
稀である. 鑑別としてアミロイドーシスが疑われ
る場合はコンゴーレッド染色を行う.

2) サイトカイン検査(IL-10/IL-6 比, または IL-10 高値)
前房水や無希釈硝子体(上清)を用いる. ぶどう
膜炎は IL-6 濃度が上昇するが, VRL では正常眼
では測定限界以下の IL-10 濃度が上昇する[12]. IL-
10 実測値(50 pg/ml 以上を陽性)は 66.7%と高い
陽性率を示す. しかし, 陽性値の幅が広く[13], ぶ
どう膜炎でもわずかに上昇することがあるため,

IL-10/IL-6>1 以上を用いることで[14)15)]，高い感度と特異度を示す[9)16)]．検体量不足の場合は IL-10 測定を優先することもある．なお，IL-10 濃度から生命予後を推測することは困難である[17)]．

3）遺伝子再構成（PCR）

リンパ球増殖が反応性か腫瘍性かを判断するため，遺伝子再構成検査（PCR）を行い，monoclonality（単クローン性）を証明する．B 細胞系の免疫グロブリン遺伝子は重鎖（IgH）と軽鎖（IgL）からなり，前者の可変領域は VH，DH，JH，後者はκ鎖とλ鎖があり，分化の初期である重鎖をターゲットとすることが多い．T 細胞系は T cell receptor（T 細胞受容体，TCR）をターゲットとする．「EuroClonality/BIOMED-2」[18)]にこれらを網羅する標準プロトコルが示されている．陽性率が高く[9)16)]，無希釈硝子体，希釈硝子体，灌流液，組織でも検査可能である．他疾患で陽性になることもあり，他の検査と組み合わせて診断する．

4）フローサイトメトリー

蛍光抗体で標識した細胞を含む液体を，フローサイトメトリー装置中に一列に流し，レーザー光を照射することで，各細胞の細胞表面マーカーを検出し，細胞集団の持つ性質を評価する手法で，B 細胞マーカー（CD20，CD19，κ鎖，λ鎖等），T 細胞マーカー（CD3，CD4，CD8 等）を測定する．B 細胞系リンパ腫では B 細胞が T 細胞に比して多いこと，κ鎖/λ鎖比の偏移（>3 または<0.5～0.6）[10)19)]を目安にする．CD4/CD8 比はサルコイドーシス鑑別の参考にもなる．質の良い多量の検体が必要とされるため，検体量に余裕がある場合，自施設で検査体制が整っている場合に行う．

5）MYD88 遺伝子変異

CNSL，PVRL で，自然免疫系で Toll-like receptor（Toll 様受容体）の下流にあるアダプター蛋白である MYD88 の遺伝子変異（L265P）が 70％に認められ，国際ガイドライン[10)]にも含まれる．

6）検査成績

眼内リンパ腫 217 人を対象とした Kimura らの多施設研究[9)]における陽性率は，細胞診（class Ⅳ以上を陽性）は 44.5％，IL-10/IL-6 比 >1 は 91.7％，免疫グロブリン重鎖遺伝子再構成は 80.6％であった．特に，硝子体混濁がない患者では細胞診の 10.0％に対し，IL-10/IL-6 比は 90.9％，遺伝子再構成は 75.5％と有用性が高かった．Tanaka ら[20)]の報告では，細胞診は 55.4％，IL-10/IL-6 比は 82.1％，遺伝子再構成 73.2％，フローサイトメトリー 62.5％で，4 項目のうち 2 項目陽性で感度 92.9％，特異度 100％を示した．また，Sugita らの報告[16)]では，眼内リンパ腫と感染性ぶどう膜炎の鑑別に，サイトカイン検査と免疫グロブリン重鎖遺伝子再構成を用いた場合の感度と特異度が 100％であった．中枢神経浸潤を伴う眼内原発リンパ腫を対象とした福富らの報告[13)]では，IL-10/IL-6 比の陽性率は 55.6％，IL-10 実測値（50 pg/ml 以上を陽性）は 66.7％で，IL-10 単独でも指標になる可能性があるとされる．ただし，IL-10 濃度には幅があり，検出限界以下でも眼内リンパ腫を否定できない．また，他の検査にも絶対はない．生命予後が不良[9)]であるリンパ腫の診断は，臨床所見に加え，これらの標的が異なる検査を最大限に組み合わせた総合診断が必要である．蕪城ら[19)]，Tanaka ら[20)]は，細胞診 class Ⅳ以上，または細胞診 class Ⅲ，IL-10/IL-6 比>1，IgH 遺伝子再構成，フローサイトメトリーでκ鎖/λ鎖比の偏移の 4 項目中 3 項目以上陽性のいずれかを基準として示している．国際ガイドライン[10)]では，サイトカイン検査（IL-10，IL-6），MYD88 遺伝子変異が強く推奨され，細胞診，フローサイトメトリーによる細胞表面マーカー検査，軽鎖偏位，IgH および TCR 遺伝子再構成が推奨されている．

3．検体採取
1）前房水

サイトカイン（IL-10，IL-6）外注検査では，希釈測定の場合も 100 μl 以上の無希釈硝子体を要求される．CMV 網膜炎等のウイルス性網膜炎との鑑別の必要があれば，同時採取する．治療前検査が望ましい．陽性は硝子体生検に進む根拠となる

表 1. 感染性ぶどう膜炎, 硝子体網膜リンパ腫に対する眼内液検査の検体配分例

目的病原体・疾患を念頭に, 検査の必要度, アクセス, 優先度を決定し, 得られた検体を計画的に配分する.

対象病原体・疾患	眼内液検査法	検体量	提出方法
細菌性・真菌性眼内炎	鏡検(グラム・ギムザ・ファンギフローラ染色)	前房水・無希釈硝子体[*1] 20 μl〜	スライドに塗布し風乾
細菌性・真菌性眼内炎	培養・薬剤感受性検査	前房水・無希釈硝子体[*1] 20 μl〜	すぐに提出, または冷蔵 嫌気性菌は嫌気ポーター
急性細菌性眼内炎	多項目 PCR(急性細菌性眼内炎キット)	前房水・無希釈硝子体[*1] 20 μl	冷凍
感染性ぶどう膜炎[*1*2]	多項目 PCR(感染性ぶどう膜炎キット)	前房水・無希釈硝子体[*1] 20 μl	冷凍
ヘルペス性ぶどう膜炎の経過観察(サイトメガロウイルス網膜炎等)	単項目 PCR(例:サイトメガロウイルス単項目キット)	前房水各 2 μl	冷凍
リンパ腫	細胞診・サイトスピン法等(パパニコロウ・ギムザ染色)・免疫染色(B 細胞系 CD20, T 細胞系 CD3 等)	無希釈硝子体(沈渣含む) 100 μl〜, または希釈硝子体, 灌流液	60 分以内に提出, やむを得ない場合は冷蔵(保存液)
リンパ腫	セルブロック法[*3]・HE 染色・免疫染色(同上)鑑別でコンゴーレッド染色等	灌流液 50 ml〜	60 分以内に提出, または遠心・固定
リンパ腫(B 細胞系)	IL10・IL6[*4]	前房水・無希釈硝子体(上清)各 100 μl〜	すぐに提出, または冷蔵
リンパ腫(B 細胞系)	免疫グロブリン遺伝子再構成(JH 等)(PCR)	無希釈硝子体 100 μl, 希釈硝子体, 灌流液	すぐに提出, 冷凍も可
リンパ腫(T 細胞系)	T cell receptor 遺伝子再構成(PCR)	同上	同上
リンパ腫(B 細胞系)	MyD88 変異	同上	同上
リンパ腫	フローサイトメトリー	希釈硝子体 7 ml, または灌流液	すぐに提出, または冷蔵

[*1] 汎ぶどう膜炎, 後眼部を主体とするぶどう膜炎で硝子体手術が予定される場合は, 病原体量が多い硝子体を優先する.

[*2] HSV1, HSV2, VZV, EBV, CMV, HHV6, HTLV-1, 梅毒, トキソプラズマの診断, または除外.

[*3] セルブロック法は, サイトスピン法よりも時間がかかるが陽性率が高い.

[*4] 検体量不足では IL10 を優先することもある. 前房水検査は初診時のみならず, 眼局所治療の治療効果判定にも有用.

が, 陰性でも完全には否定できない. サイトカイン測定は治療効果判定にも有用で, メトトレキサート等の硝子体内注射時に採取した前房水(あるいは硝子体)を用いて測定する.

2)無希釈硝子体・灌流液

副腎皮質ステロイド全身投与はリンパ腫細胞の生存低下を招き, 硝子体生検 2 週間前までの投与中止が望ましいとされる[10]. また, 細胞保護のためカットレート 600〜1,500 cpm が推奨されている. まず, 吸引ラインの途中に三方活栓, 必要なら延長チューブを接続する. プライミングをスキップ, またはプライミング後の灌流液を除去してポートを立て, 無灌流で強膜圧迫を行い, 硝子体を切除する. リンパ腫細胞は硝子体皮質に多く含まれる. 三方活栓に注射筒を接続し, 吸引また

は押し出して, 1 ml の無希釈硝子体を採取する[21]. その後, 灌流を開始して, 必要であれば白内障手術を行う. 通常の設定で周辺硝子体を切除し, 希釈硝子体 10 ml を回収, または, 硝子体手術システムの排液パックから硝子体灌流液として全量回収する. 硝子体混濁が目立たない症例では, 組織を採取することもある.

リンパ腫細胞は採取後 60 分以内に細胞死による形態変化をきたすため, 採取後直ちに保冷して手術室から検査室に搬送する. 事前に病理, 検査部門と時間調整しておく. やむを得ず, 冷蔵や保存液を用いることもある[10]. 無希釈硝子体は遠心し, 上清をサイトカイン検査(IL-10/IL-6 比, または IL10)に用い, 沈渣を細胞診に用いる. 必要があれば, 鏡検, 培養, PCR といった感染症検査

等にも無希釈硝子体を配分する．無希釈硝子体に余裕があればフローサイトメトリー，遺伝子再構成にも用いる．希釈硝子体，灌流液は細胞診，セルブロック，遺伝子再構成，フローサイトメトリー，MyD88検査に用いる．灌流液を用いたセルブロック法は，無希釈硝子体を用いたサイトスピン法よりも高い陽性率を示す．検体配分例を示す（表1）．

おわりに

　感染性ぶどう膜炎に対する眼内液PCR検査は，2018年に行われた全国調査[22]で回答が得られた131施設のうち，77％で施行されていた．眼内液検査は感染性ぶどう膜炎やVRLの診断の一助となり，早期治療開始による予後改善に繋がる．また，病勢把握，再発確認，治療効果判定にも役立つ．加えて非感染性ぶどう膜炎においても，除外診断により，安心して免疫抑制治療に進むことができる．一方で，眼内液検査の陽性率は，臨床診断力，適切な検体採取・輸送に影響され，盲目的検査では期待した結果は得られない．各検査の特性を知り，必要な検査を見極めることが，検査成功の秘訣である．

文　献

1) Sonoda KH, Hasegawa E, Namba K, et al：Epidemiology of uveitis in Japan：a 2016 retrospective nationwide survey. Jpn J Ophthalmol, **65**：184-190, 2021.

2) Nakano S, Sugita S, Tomaru Y, et al：Establishment of Multiplex Solid-Phase Strip PCR Test for Detection of 24 Ocular Infectious Disease Pathogens. Invest Ophthalmol Vis Sci, **58**：1553-1559, 2017.

3) Nakano S, Tomaru Y, Kubota T, et al：Evaluation of a multiplex Strip PCR test for infectious uveitis：a prospective multi-center study. Am J Ophthalmol, **213**：252-259, 2020.

4) Nakano S, Tomaru Y, Kubota T, et al：Multiplex Solid-Phase Real-Time Polymerase Chain Reaction without DNA Extraction：A Rapid Intraoperative Diagnosis Using Microvolumes. Ophthalmology, **128**：729-739, 2021.
   Summary　感染性ぶどう膜炎に対する眼内液を用いた多項目PCR検査の多施設研究．

5) Sugita S, Ogawa M, Shimizu N, et al：Use of a comprehensive polymerase chain reaction system for diagnosis of ocular infectious diseases. Ophthalmology, **120**：1761-1768, 2013.

6) Sugita S, Shimizu N, Watanabe K, et al：Diagnosis of bacterial endophthalmitis by broad-range quantitative PCR. Br J Ophthalmol, **95**：345-349, 2011.

7) Tou N, Nejima R, Ikeda Y, et al：Clinical utility of antimicrobial susceptibility measurement plate covering formulated concentrations of various ophthalmic antimicrobial drugs. Clin Ophthalmol, **10**：2251-2257, 2016.

8) Takase H, Goto H, Namba K, et al：Clinical Characteristics, Management, and Factors Associated with Poor Visual Prognosis of Acute Retinal Necrosis. Ocul Immunol Inflamm, **30**：48-53, 2022.

9) Kimura K, Usui Y, Goto H：Clinical features and diagnostic significance of the intraocular fluid of 217 patients with intraocular lymphoma. Jpn J Ophthalmol, **56**：383-389, 2012.
   Summary　眼内リンパ腫の眼内液検査についての我が国の代表的な多施設研究．

10) Carbonell D, Mahajan S, Chee SP, et al：Consensus Recommendations for the Diagnosis of Vitreoretinal Lymphoma. Ocul Immunol Inflamm, **29**：507-520, 2021.
   Summary　硝子体網膜リンパ腫に対する国際的ガイドライン．

11) Kase S, Namba K, Iwata D, et al：Diagnostic efficacy of cell block method for vitreoretinal lymphoma. Diagn Pathol, **11**：29, 2016.

12) Chan CC, Whitcup SM, Solomon D, et al：Interleukin-10 in the vitreous of patients with primary intraocular lymphoma. Am J Ophthalmol, **120**：671-673, 1995.

13) 福富　啓，岩橋千春，吉岡茉衣子ほか：中枢神経浸潤を伴う眼内原発リンパ腫における生検結果の再考．日眼会誌，**122**：559-564，2018.

14) Whitcup SM, Stark-Vancs V, Wittes RE, et al：Association of interleukin 10 in the vitreous and

cerebrospinal fluid and primary central nervous system lymphoma. Arch Ophthalmol, **115**：1157-1160, 1997.

15）Kase S, Yokoi M, Ishida S, et al：Measurement of interleukins in vitreous infusion fluid. Biomed Rep, **3**：818-820, 2015.

16）Sugita S, Takase H, Sugamoto Y, et al：Diagnosis of intraocular lymphoma by polymerase chain reaction analysis and cytokine profiling of the vitreous fluid. Jpn J Ophthalmol, **53**：209-214, 2009.

17）坪田欣也，臼井嘉彦，馬詰和比古ほか：5 年以上の経過観察が可能であった眼内原発リンパ腫 14 例における臨床像の検討．日眼会誌，**122**：565-571，2018.

18）Langerak AW, Groenen PJ, Brüggemann M, et al： EuroClonality/BIOMED-2 guidelines for interpretation and reporting of Ig/TCR clonality testing in suspected lymphoproliferations. Leukemia, **26**：2159-2171, 2012.

19）蕪城俊克，田中理恵，福永久子ほか：眼内炎症性疾患の病態解明に向けて．日眼会誌，**124**：220-246，2020.

20）Tanaka R, Kaburaki T, Taoka K, et al：More Accurate Diagnosis of Vitreoretinal Lymphoma Using a Combination of Diagnostic Test Results： A Prospective Observational Study. Ocul Immunol Inflamm, 1-7, 2021.

21）高瀬　博：硝子体網膜リンパ腫に対する眼内液診断．日本の眼科，**92**：1362-1366，2021.

22）高瀬　博，中野聡子，杉田　直ほか：我が国の感染性ぶどう膜炎診断目的の眼内液 polymerase chain reaction 施行状況に関する実態調査．日眼会誌，**123**：764-770，2019.

Monthly Book

OCULISTA
オクリスタ

2020. **3**月増大号
No. **84**

眼科鑑別診断の 勘どころ

眼科における**鑑別診断にクローズアップした増大号！**
日常診療で遭遇することの多い疾患・症状を中心に、**判断に迷ったときの**
鑑別の"勘どころ"をエキスパートが徹底解説！

編集企画

柳　靖雄　旭川医科大学教授
2020年3月発行　Ｂ５判　182頁　定価5,500円 (本体5,000円＋税)

目 次

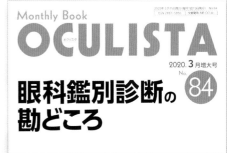

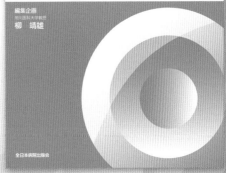

全日本病院出版会
www.zenniti.com

〒113-0033 東京都文京区本郷 3-16-4　Tel：03-5689-5989
Fax：03-5689-8030

MB OCULI. No. 111 : 22 − 29, 2022

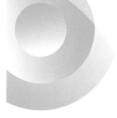

特集／基本から学ぶ！ぶどう膜炎診療のポイント

ぶどう膜炎における眼科的画像検査

岩田大樹*

Key Words : ぶどう膜炎(uveitis)，光干渉断層計(optical coherence tomography)，フルオレセイン蛍光眼底造影検査(fluorescein angiography)，インドシアニングリーン蛍光眼底造影検査(indocyanine green angiography)，レーザースペックルフローグラフィ(laser speckle flowgraphy)

Abstract : 眼科の画像診断には眼底カメラ撮影から端を発し，フルオレセイン蛍光眼底造影(FA)，インドシアニングリーン蛍光眼底造影(IA)等は現在まで広く用いられてきた．最近は非侵襲的な検査機器が登場し，光干渉断層計(OCT)については enhanced dept imaging OCT，swept source OCT の登場により脈絡膜深層まで非侵襲的に評価することが可能となり，眼底自発蛍光検査(FAF)は炎症を起点として網膜色素上皮への侵襲が強い病変がみられると同部位は過蛍光に描出され，病勢を知る手がかりとなる．眼底血流画像化システムであるレーザースペックルフローグラフィー(LSFG)も，さまざまな疾患で網脈絡膜や視神経乳頭等の血流速度を経時的かつ定量的に評価するのに適している．ここではこれらの眼科的画像検査機器が，ぶどう膜炎の診断においてどのように活用されているかを解説する．

眼科的画像検査

　眼底カメラ撮影，フルオレセイン蛍光眼底造影(FA)，インドシアニングリーン蛍光眼底造影(IA)等を用いた画像診断はこれまでも広く用いられてきた．FA を用いることで，眼炎症性疾患では炎症により血管の透過性が亢進し蛍光漏出が描出される．特にベーチェット病では毛細血管から眼底一面にびまん性のシダ状蛍光漏出がみられる(図 1-a)．結核性ぶどう膜炎等で閉塞性血管炎がみられる場合には無灌流領域が同定できる(図1-b)．またこの灌流不全により炎症性の新生血管がみられる場合には，IA でその変化を蛍光漏出として捕捉できる．このような眼底造影検査は未だに診断的意義，病態把握という観点から重要性は高く，揺るぎないものである．ただし，侵襲的な

検査のため薬物アレルギー等の副作用を考慮する必要もあり頻回に検査を行うことは難しい．

　近年，非侵襲的な検査も多く活用されてきている．非侵襲的な検査では繰り返し検査をすることができ，経時的な変化を観察することが可能となっており，利便性も高い．代表的なものを紹介する．

1. 光干渉断層計(optical coherence tomography : OCT)

　2008 年に保険収載され，今や眼科診療に欠かせないものとなっている．網膜の層構造を確認でき，ぶどう膜炎においては炎症とともに合併する嚢胞様黄斑浮腫を OCT で検出が可能である(図1-c)．また，enhanced dept imaging(EDI-)OCT の手法の開発，swept source(SS-)OCT の登場により脈絡膜深層まで非侵襲的に評価することが可能となった．原田病等の脈絡膜炎では炎症の活動性の高い急性期には脈絡膜が著明に肥厚し，消炎

* Daiju IWATA，〒060-8648　札幌市北区北 14 条西 5　北海道大学大学院医学研究院眼科学教室，講師

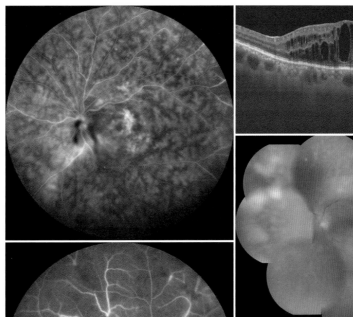
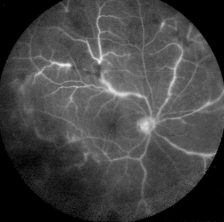
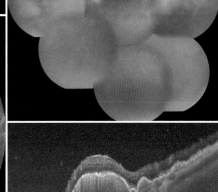

図 1.
ぶどう膜炎でみられる画像検査所見

　a：ベーチェット病のFA．網膜毛細血管炎からの広範にわたるシダ状蛍光漏出がみられる．

　b：結核性ぶどう膜炎のFA．網膜血管炎とともに閉塞性血管炎による無灌流領域も伴う．

　c：嚢胞様黄斑浮腫のOCT．炎症の活動性の高い症例では遷延する嚢胞様黄斑浮腫がみられる．

　d：眼内リンパ腫の眼底．後極から周辺にかけて黄白色の浸潤病巣がみられる．

　e：眼内リンパ腫のOCT．網膜色素上皮とブルッフ膜の間に浸潤病変がみられる．

とともに改善する経時的な変化を捉えることができる．眼内リンパ腫ではぶどう膜炎と類似した眼所見を呈し仮面症候群と称され，誤診されやすい．特徴的な所見としては，ベール状の硝子体混濁や黄白色の網膜下浸潤病変がみられるが(図1-d)，OCTを用いて病変を撮像すると，網膜色素上皮とブルッフ膜の間に網膜下の浸潤病変を捉えることができる(図1-e)．

2．眼底自発蛍光検査(fundus autofluorescence：FAF)

　網膜色素上皮に存在するリポフスチンを反映する．炎症により網膜色素上皮への侵襲が強い病変部では過蛍光に描出され，その病勢を知る手がかりとなる．

3．レーザースペックルフローグラフィー (laser speckle flowgraphy：LSFG)

　新たに発達した非侵襲的な眼底血流画像化システムであり，眼底血流動態をリアルタイムな2次元画像として観察することができる．さまざまな疾患で網脈絡膜や視神経乳頭等の血流速度を経時的かつ定量的に評価するのに適している．代表的なパラメータの1つである血流速度の相対値mean blur rate(MBR)は"血流速度の相対値"として認識されている．黄斑部のMBRの測定については同部位に太い網膜血管が存在しないため，脈絡膜血流動態を評価することができる．我々はこれまでさまざまな眼炎症性疾患において炎症の急性期にはMBRが低下し，消炎とともにMBRも改善することを報告している[1]．

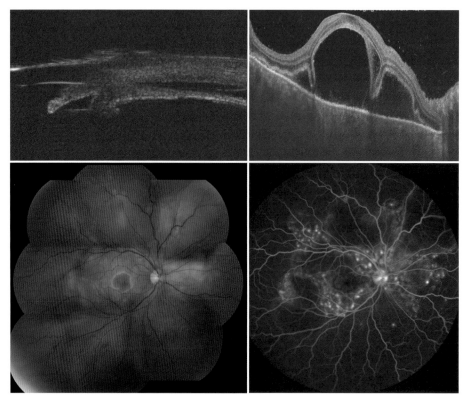

図 2. 急性期の Vogt-小柳-原田病

a：UBM．毛様体の浮腫，毛様体上腔の拡大がみられる．
b：眼底．視神経乳頭の発赤，胞状・多房性の漿液性網膜剥離がみられる．
c：OCT．隔壁を伴った漿液性網膜剥離がみられ，脈絡膜が著明に肥厚し，
　網膜色素上皮が襞状となる．
d：FA．網膜色素上皮レベルの顆粒状過蛍光が出現し，時間とともに蛍光
　漏出，蛍光貯留がみられる．

a	c
b	d

4．超音波生体顕微鏡(ultrasound biomicroscopy：UBM)

　高周波数の超音波診断装置であり，高周波プローブを用いることで到達距離は短いものの解像度の高い画像が得られる．直接観察することの難しい隅角断面，毛様体等，前眼部の詳細な断面像の観察が可能である．

マルチモーダルイメージング

　各種画像検査を多角的に解析して病態を推測することをマルチモーダルイメージングと呼ぶ．今まで判断に苦慮してきた眼炎症性疾患の診断に至ることや，その疾患活動性を把握することが可能となってきている．ぶどう膜炎の診断において上記に紹介した画像診断機器がどのように活用されているかを代表的な疾患とともに紹介する．

1．Vogt-小柳-原田病(原田病)

　原田病はぶどう膜炎を主とする眼症状と白髪，難聴，髄膜炎等の眼外症状を呈する全身性疾患で，メラノサイトに対する自己免疫性疾患であると考えられている．両眼性の肉芽腫性汎ぶどう膜炎で漿液性網膜剥離を主体とした典型例では比較的容易に診断の道筋を立てられるが，視神経乳頭の発赤・腫脹を主体とした視神経乳頭浮腫型では診断に苦慮することもある．

　急性期の前房炎症は軽度のことが多い．時に豚脂様角膜後面沈着物，虹彩結節(Koeppe 結節，Busacca 結節)，隅角結節等を伴う強い前眼部炎症がみられることもあり，虹彩後癒着をきたし瞳孔ブロックから続発緑内障となりうるため，瞳孔管理も重要となる．隅角は急性期には毛様体の腫脹に伴い水晶体が前方偏位し，浅前房，近視化を

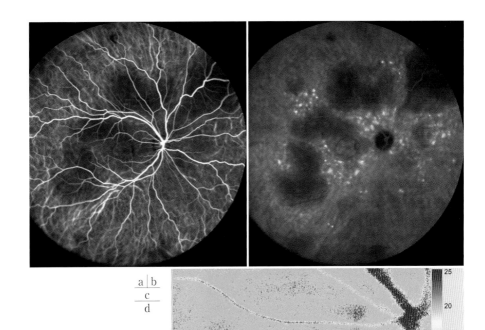

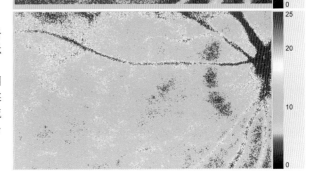

図 3.
急性期の Vogt-小柳-原田病の IA と LSFG
- a，b：IA の初期像(a)と後期像(b)．初期に脈絡膜血管の不鮮明化がみられ，中期以降に淡い低蛍光斑が眼底全体にみられる．
- c，d：LSFG の治療前(c)と治療後(d)．急性期に脈絡膜の血流は低下し，カラーマップでは寒色系となる(c)が，治療に反応して脈絡膜の血流は改善し，カラーマップでは全体に暖色系となる(d)．

伴うこともめずらしくない．実際に UBM で観察すると毛様体の浮腫，毛様体上腔の拡大が観察できることがある(図 2-a)．

漿液性網膜剥離の程度はさまざまであるが，約9割の症例でみられる(図 2-b)．両眼性で，特に胞状・多房性の漿液性網膜剥離がみられた場合には本疾患が最も考えられる．散在する剥離が癒合し，大きな胞状網膜剥離を形成することもある．また，炎症が強いと脈絡膜下に滲出液が貯留し眼底周辺部に脈絡膜剥離がみられることもある．脈絡膜は原田病の炎症の主座であるため，EDI-OCT，SS-OCT で観察すると急性期では著明に肥

厚し，網膜色素上皮が皺状に波打つ脈絡膜皺襞がみられる(図 2-c)．加療によって多くは速やかに脈絡膜の肥厚が改善し，血管影も明瞭となる．再発時には検眼鏡的な所見が明らかになる前に脈絡膜の肥厚がみられ，炎症再燃を検出する1つの契機となることが報告されている[2]．FA では造影初期から徐々に網膜色素上皮レベルの顆粒状過蛍光が出現し，時間とともに蛍光漏出が拡大，後期には網膜下に色素が貯留する(図 2-d)．また，視神経乳頭の過蛍光や蛍光漏出がみられることも多い．治療に反応して顆粒状の過蛍光や網膜下への色素貯留は比較的速やかに消退するが，視神経乳

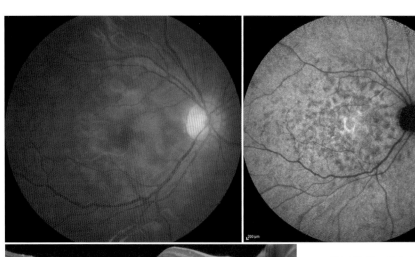

図 4.
急性期の APMPPE
　a：眼底．眼底後極部
　　に均一な大きさの淡
　　い滲出斑が網膜深層
　　に多発しており，視
神経乳頭の発赤と一部には漿液性網膜剥離がみられる．
b：OCT．病変に一致して網膜外層に高反射領域がみら
　れ，一部に漿液性網膜剥離を伴っている．脈絡膜厚は
　やや肥厚している．
c：FAF．網膜色素上皮の程度に応じて低蛍光となり，
　その周囲は過蛍光となる．

頭の過蛍光は数か月残存することもある．IA では初期に脈絡膜血管の不鮮明化がみられ，また中期以降に淡い低蛍光斑(hypofluorescent dark dots：HDDs)の散在が眼底全体にわたってみられる(図3-a)[3]．この低蛍光斑はAPMPPE(急性後部多発性斑状網膜色素上皮症)でみられるはっきりとした低蛍光斑とは異なり，淡いもので後期には目立たなくなることも特徴といえる(図3-b)．脈絡膜毛細血管板の循環不全を示していると考えられ，特に視神経乳頭浮腫型等，典型的な両眼の漿液性網膜剥離が伴わないような診断に苦慮する症例では IA の所見が有用な手がかりとなる．所見は加療とともに徐々に改善するが，検眼鏡的に消炎が得られている症例においても再度造影検査を行うと，HDDs が確認できることがある．このような症例では脈絡膜にサブクリニカルに炎症が遷延していることが考えられる．

　LSFG で急性期の脈絡膜の血流は低下し，カラーマップで全体に寒色系となる(図3-c)が，ステロイド治療に反応して脈絡膜の血流は改善し，カラーマップでは全体に暖色系に改善する(図3-d)．原田病の脈絡膜炎の活動性を評価する指標の

1つとして有用である．

2．急性後部多発性斑状網膜色素上皮症 (acute posterior multifocal placoid pigment epitheliopathy：APMPPE)

　APMPPE は，その病因としては何らかの免疫異常や，前駆症状として感冒様症状がみられることがあるためウイルス感染による炎症の可能性が指摘されている．前房内や前部硝子体に炎症細胞がみられることが多く，両眼性で眼底後極部に均一な大きさの淡い滲出斑が網膜深層に多発する疾患である(図4-a)．病変は後極部から中間周辺部にみられ，その境界は比較的明瞭で，融合することは少ない．また，黄斑部の漿液性網膜剥離，視神経乳頭の発赤・腫脹，網膜血管炎や網膜出血を伴うこともある．EDI-OCT では急性期で脈絡膜厚がやや肥厚する[4]．漿液性網膜剥離を伴うことがあり，病変に一致して網膜外層に高反射領域がみられる(図4-b)．FAF では網膜色素上皮の程度に応じて低蛍光となり，その周囲は過蛍光となり(図4-c)，網膜色素上皮の障害を反映する．FA で病変部位は早期に低蛍光，後期に過蛍光となり，いわゆる蛍光の逆転現象をきたす(図5-a, b)．IA

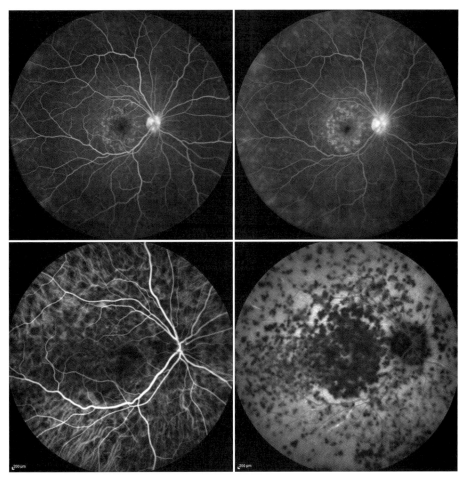

a b
c d

図 5. APMPPE の FA と IA
　a，b：FA. 病変部位は早期に低蛍光(a)，後期に過蛍光(b)となり，
　　いわゆる蛍光の逆転現象がみられる.
　c，d：IA の初期像(c)と後期像(d). 静脈相初期では脈絡膜の中大血
　　管は軽度不鮮明となる. また病変部位は初期相から低蛍光で，後期
　　相にも低蛍光斑が残存する.

では静脈相初期では脈絡膜の中大血管は軽度不鮮明となり，病変部位は初期相から低蛍光で，後期相にも低蛍光斑が残存する(図5-c, d)[5]. LSFG では急性期に黄斑部 MBR が減少，寛解期に MBR が上昇することから，炎症に伴う脈絡膜循環障害が示唆されている[6]. 中心窩にかかる病変がみられる場合にはステロイドの内服や後部テノン囊下注射を検討する.

3. 多発性消失性白点症候群(multiple evanescent white dot syndrome：MEWDS)

MEWDS の発症原因は不明であるが，しばしば感冒様症状が先行することから，ウイルス感染に続発する免疫やアレルギー反応が病因として挙げられている. 網膜深層から網膜色素上皮層に類円形の 100〜200 μm ほどの淡い白点が多数みられる(図6-a)が，一過性で 1〜2 か月で色素沈着等を残さずに消退する. 視力障害も一過性で回復する. 病変は，黄斑部の外側から血管アーケードの内外に多く，赤道部付近まで観察される. EDI-OCT では網膜外層の ellipsoid zone(EZ)や interdigitation zone(IDZ)は障害され[7]，脈絡膜はわずかに肥厚する(図6-b)[8]. FAF では病変は過蛍光となるが(図6-c)，回復期には正常化する. FA では白

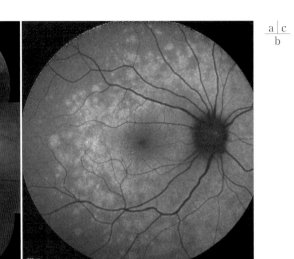

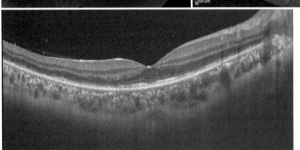

図 6.
急性期の MEWDS
    a：眼底．黄斑部の外側から血管アーケードの内外に
       網膜深層から網膜色素上皮層に類円形の淡い白点が
       多数みられる．
    b：OCT．網膜外層の EZ や IDZ は障害され，脈絡膜
       は軽度肥厚する．
    c：FAF．病変部は急性期で過蛍光となる．

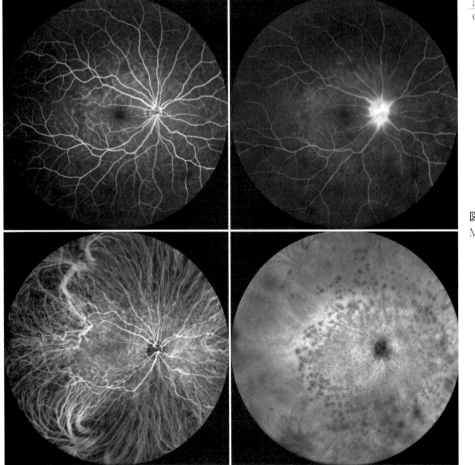

図 7.
MEWDS の FA と IA
    a．b：FA．急性期で
      は病変部位は早期か
      ら過蛍光となり（a），
      後期まで過蛍光が持
      続する（b）．
    c．d：IA の 初 期 像
      （c）と後期像（d）．急
      性期では，病変部位
      は静脈相初期には不
      明瞭であるが，静脈
      相中期から後期相に
      かけて徐々に明瞭な
      低蛍光斑となる．

点部位は早期から過蛍光を示し（図7-a），後期まで過蛍光が持続するが（図7-b），回復期には正常化する．IAでは，病変部位は静脈相初期には不明瞭であるが，静脈相中期〜後期相にかけて徐々に明瞭な低蛍光斑となる（図7-c, d）．この低蛍光斑は検眼鏡的に白点が観察されない部位にも多数みられるのが特徴である[9]．LSFGでは急性期に黄斑部MBRが減少，寛解期にMBRが有意に上昇し，発症時の脈絡膜循環障害が示唆される[1]．

おわりに

マルチモーダルイメージングが診断に有用であることはいうまでもない．しかしながら，診断に迷う症例については眼所見以外の所見も正確に評価する必要がある．原田病を例にとると，これは全身疾患であるので，無菌性髄膜炎による髄液中の単核球の検出や，感音性難聴の確認をすることも重要となる．テクノロジーの進歩とともに眼科診療における画像検査の進歩は目覚ましいものがあり，今後とも画像による鑑別診断や予後予測に関する解析が進んでいくものと思われる．

文　献

1) Hashimoto Y, Saito W, Saito M, et al：Decreased choroidal blood flow velocity in the pathogenesis of multiple evanescent white dot syndrome. Graefes Arch Clin Exp Ophthalmol, **253**(9)：1457-1464, 2015.

2) Tagawa Y, Namba K, Mizuuchi K, et al：Choroidal thickening prior to anterior recurrence in patients with Vogt-Koyanagi-Harada disease. Br J Ophthalmol, **100**：473-477, 2016.

3) Herbort CP, Mantovani A, Bouchenaki N：Indocyanine green angiography in Vogt-Koyanagi-Harada disease：angiographic signs and utility in patient follow-up. Int Ophthalmol, **27**：173-182, 2007.

4) Hirooka K, Saito W, Saito M, et al：Increased choroidal blood flow velocity with regression of acute posterior multifocal placoid pigment epitheliopathy. Jpn J Ophthalmol, **60**(3)：172-178, 2016.

5) Howe LJ, Woon H, Graham EM, et al：Choroidal hypoperfusion in acute posterior multifocal placoid pigment epitheliopathy. An indocyanine green angiography study. Ophthalmology, **102**(5)：790-798, 1995.

6) Hirooka K, Saito W, Saito M, et al：Increased choroidal blood flow velocity with regression of acute posterior multifocal placoid pigment epitheliopathy. Jpn J Ophthalmol, **60**(3)：172-178, 2016.

7) Nguyen MH, Witkin AJ, Reichel E, et al：Microstructural abnormalities in MEWDS demonstrated by ultrahigh resolution optical coherence tomography. Retina, **27**(4)：414-418, 2007.

8) Hashimoto Y, Saito W, Saito M, et al：Retinal outer layer thickness increases with regression of multiple evanescent white dot syndrome and visual improvement positively correlates with photoreceptor outer segment length. Acta Ophthalmol, **92**(7)：e591-e592, 2014.

9) Ikeda N, Ikeda T, Nagata M, et al：Location of lesions in multiple evanescent white dot syndrome and the cause of the hypofluorescent spots observed by indocyanine green angiography. Graefes Arch Clin Exp Ophthalmol, **239**(3)：242-247, 2001.

Monthly Book

OCULISTA
オクリスタ

2019.**3**月増大号

No.

72

Brush up
眼感染症
─診断と治療の温故知新─

編集企画

江口　洋　近畿大学准教授

2019年3月発行　B5判　118頁　定価5,500円（本体5,000円＋税）

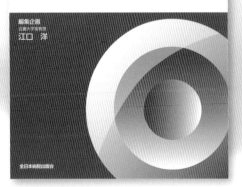

眼感染症をエキスパートが徹底解説した増大号。
主な疾患の**診断と治療**、眼感染症に関わる**最新知識**、
気になる**トピックス**まで幅広く網羅。
日常診療に必ず役立つ1冊です！

全日本病院出版会　〒113-0033　東京都文京区本郷3-16-4　Tel：03-5689-5989
www.zenniti.com　　　　　　　　　　　　　　　　Fax：03-5689-8030

MB OCULI. No. 111 : 31 – 35, 2022

特集／基本から学ぶ！ぶどう膜炎診療のポイント

ぶどう膜炎に対する局所治療

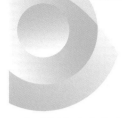

OCULISTA

長谷川英一*

Key Words : 非感染性ぶどう膜炎(non-infectious uveitis)，副腎皮質ステロイド(corticosteroids)，結膜下注射 (subconjunctival injection)，トリアムシノロンアセトニド(triamcinolone acetonide)，テノン嚢下 注射(sub-tenon's injection)

Abstract : ぶどう膜炎の治療は感染性ぶどう膜炎の可能性を否定したのち消炎治療を行うのが 基本であるが，治療法の選択肢が増えてきた現在でも依然治療の中心は副腎皮質ステロイド薬 投与である．ステロイド薬の投与方法は局所投与と全身投与に分けられる．ステロイド薬投与 時は常に全身の副作用出現に注意が必要であるが，点眼や結膜下注射，テノン嚢下注射等の局 所投与では全身の副作用出現リスクを抑えることができるうえ，眼炎症局所に薬剤を投与する ことが可能なため高い消炎効果が期待できる．前眼部に炎症がみられる場合は点眼や結膜下注 射を，後眼部に炎症がみられる場合は後部テノン嚢下注射を行い消炎を図る．各局所投与方法 の特徴と合併症について熟知したうえで，疾患の種類や重症度に合わせて適切に投与方法を選 択し上手く炎症をコントロールしたい．

はじめに

　非感染性ぶどう膜炎の治療は，副腎皮質ステロ イド薬（ステロイド薬）を用いた消炎治療が基本と なる．ステロイド薬の投与方法としては局所投与 である点眼，局所注射，全身投与である内服，点 滴静注が挙げられ，病態や重症度に応じて選択さ れる．ステロイド薬は非常に有効な薬剤である が，さまざまな全身副作用の出現リスクがあり， その出現頻度も高いため使用には注意を要する． 局所投与の場合，全身の副作用出現リスクを減ら すことができると同時に，眼炎症部位への直接薬 剤投与により少ない量で高い消炎効果が期待でき ることから，ぶどう膜炎では可能な限り局所投与 による治療を選択したい．本稿ではぶどう膜炎に 対する局所治療の実際について概説する．

* Eiichi HASEGAWA，〒812-8582　福岡市東区馬出 3-1-1　九州大学医学部眼科学教室，助教

点眼治療

　前眼部に炎症がある場合は，ステロイド薬点眼 による治療が第一選択である．0.1%ベタメタゾ ンもしくは0.1%デキサメタゾンの点眼を1日4 回程度から開始し，炎症が強い場合には1時間ご とあるいは2時間ごと頻回に点眼を行う[1]．炎症 軽快が得られれば回数を漸減していくか，低濃度 の同薬剤や消炎効果の弱い0.1%フルオロメトロ ンへと変更する．炎症が鎮静化すれば点眼を中止 しても良いが，中止すると再燃する症例に対して 当施設では0.1%ベタメタゾン点眼1日1回程度 を継続することも多い．

　急性前部ぶどう膜炎等，激しい炎症で虹彩後癒 着をきたす疾患では，ステロイド薬点眼に加えて 散瞳点眼薬（トロピカミド，フェニレフリン）1日 1～4回を併用し，虹彩を動かして虹彩が癒着する のを防ぐ．一度虹彩後癒着を起こすと点眼のみで

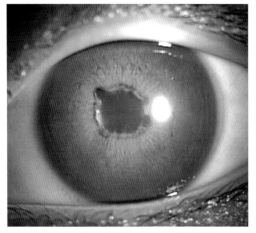

図 1. ぶどう膜炎による虹彩後癒着
虹彩がほぼ全周水晶体と癒着し，瞳孔円が不整になっている．

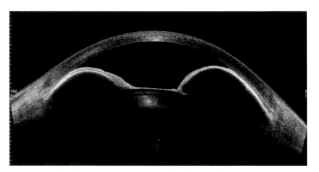

図 2. 瞳孔ブロックによる閉塞隅角の前眼部 OCT 画像
虹彩後癒着のため瞳孔ブロックを起こし，虹彩が前方に突出している膨隆虹彩像が確認でき隅角は閉塞している．

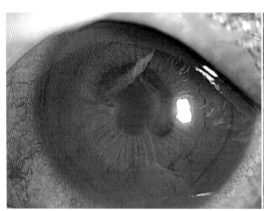
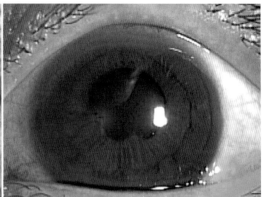

図 3. 急性前部ぶどう膜炎の前眼部写真　　　　　　　　a│b
a：強い毛様充血と虹彩後癒着を認める．
b：点眼と結膜下注射を複数回施行し毛様充血は改善した．

は解除困難になることが多く（図 1），進行すると瞳孔ブロックによる閉塞隅角緑内障をきたす恐れもあるため（図 2），炎症早期から消炎と同時に虹彩の癒着防止に努めることが重要である．

局所注射治療

1. 結膜下注射

　線維素の析出や前房蓄膿がみられるような強い炎症があり，ステロイド薬の頻回点眼を行っても消炎効果が十分に得られない前眼部炎症の場合，点眼薬に加えてステロイド薬の結膜下注射を行う[2)3)]．点眼麻酔薬と抗菌薬を点眼したのち，水溶性ステロイド薬であるデキサメタゾン（デカドロ

ン® 1.65 mg/ml）1 ml を 27 G 鋭針を用いてベベルダウンで結膜下に刺入し，薬液を結膜下に注入する．薬液注入時に痛みを伴うことが多いため，2% キシロカイン® 0.1〜0.2 ml をステロイド薬液に混ぜると痛みを緩和することができる．単回投与で効果が得られればその後はまた点眼で消炎に努めるが，急性前部ぶどう膜炎等，炎症が強い場合は単回投与では効果が不十分で連日投与が必要になることもある（図 3）．虹彩後癒着を起こしてしまい散瞳薬点眼のみで癒着の解除が難しい場合は，散瞳薬 0.1〜0.2 ml 程度をステロイド注射液に混ぜて注射すると有効なことがある．

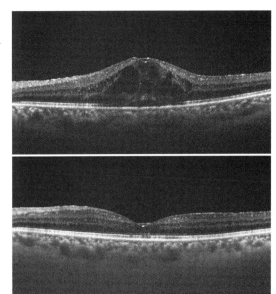

$\dfrac{a}{b}$

図 4.
ぶどう膜炎に伴う黄斑浮腫の OCT 画像
    a：黄斑浮腫を認める.
    b：STTA 施行後，黄斑浮腫は消失している.

2．テノン嚢下注射

　炎症が中・後眼部に及ぶ場合は，点眼薬では中・後眼部への薬剤到達性が低いため消炎効果は期待できない．その場合，トリアムシノロンアセトニドの後部テノン嚢下注射(STTA)が消炎に有効で臨床でもよく汎用されている[1)~7)]．具体的には硝子体混濁[8)]，嚢胞性黄斑浮腫[9)]，網脈絡膜血管炎や滲出性網膜剥離等の症例が適応になる(図 4)．トリアムシノロンアセトニドは長期作用型の非水溶性副腎皮質ステロイドであり，白色粒子で水に溶けないため薬液は白色懸濁液である．経テノン嚢下的に後眼部に投与された薬剤は，徐々に溶解吸収されるため約 3 か月間効果が持続する．

　注射には鋭針を用いる方法と鈍針を用いる方法がある．鈍針を用いる方法は結膜切開の必要があり手技がやや煩雑になるが，眼球穿孔のリスクを減らせることと薬液を確実にテノン嚢下から後眼部に注入できることから，経験の浅い眼科研修医等は鈍針の使用から慣れていくほうが良いであろう(図 5)．点眼麻酔と PA ヨード等で眼表面を消毒した後，下方耳側の角膜輪部から 5 mm 以上後方の部位で結膜とテノン嚢を小さく切開する．テノン嚢を強膜よりしっかり剥離したのち鈍針の先端を露出した強膜に沿わせながら，ゆっくり針を奥に挿入しトリアムシノロンアセトニド(マキュエイド®️ 40 mg/ml)を 0.5 ml 注入する．投与時トリアムシノロンの粒子が針内で詰まってしまうことがあるため，投与前にしっかりと注射器内の薬液を振盪させることが詰まりを防ぐコツである．鋭針を用いる場合，点眼麻酔と消毒後に 25~27 G 針を下方耳側の結膜円蓋部からベベルダウンでテノン嚢下に刺入する．針を後眼部に進める際，針先は目視できないため，眼球穿孔を避けるために針を左右に振りながら眼球が一緒に動かないことを確認しつつ針を進めていくと良い．

　トリアムシノロンアセトニドが 3 か月程度後眼部に残存し徐放剤のような持続的効果を示すことは，点眼のように頻回な薬剤投与なしに長期間の消炎効果が得られるという大きなメリットがあるが，一方で一旦投与するとその後の薬剤コントロールが難しいため，ステロイドレスポンダーの症例では眼圧上昇が持続し緑内障が進行するリスク[10)]や，感染性ぶどう膜炎の症例に投与してしまった場合に症状の増悪を助長し続けるリスクがあることは十分念頭に置いておく必要がある．こういった可能性のある症例の場合は，経過をみながら薬剤の中止や調整が可能である内服治療を選択すべきである．

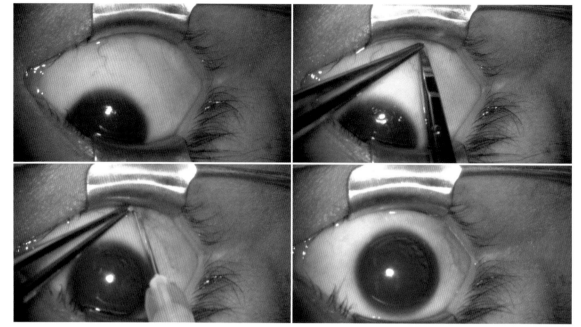

図 5. 後部テノン嚢下注射の手順(右眼,鈍針使用)

a：上鼻側を注視させる.

b：下耳側の結膜・テノン嚢を切開し強膜を露出

c：25 G テノン嚢下注射針をテノン嚢下に挿入し,眼球壁を沿わせながら
　奥に進めて薬液を注入する.

d：注射終了後

a	b
c	d

表 1. ステロイド眼局所投与の副作用

> ・ステロイド薬による副作用
> 　緑内障,白内障,感染症
> ・注射手技による合併症
> 　結膜下出血,眼球穿孔

ステロイド薬局所投与の副作用

　局所ステロイド薬投与の副作用として最も注意すべきはステロイド緑内障である(表1).ステロイド薬点眼による眼圧上昇は通常は可逆的であるので,眼圧上昇がみられた場合は点眼回数を減らしたり,中止することで眼圧は正常化する.自覚症状を伴わないことが多いので定期的な眼圧測定で早期に発見することが重要となる.

　また白内障の出現にも注意が必要で,特に小児ぶどう膜炎の場合は幼少期より長期にわたりステロイド薬の使用が必要になることも多く,若年で白内障を発症することがある.視力低下をきたしてしまった場合は,しっかり炎症を鎮静化したの

ちに白内障手術を行い,術後も十分な炎症コントロールが必要である.その他には免疫抑制による眼感染症を誘発する可能性があり定期診察は欠かせない[11].注射手技による合併症としては鋭針刺入時の結膜下出血や眼球穿孔が挙げられ,これらは先に述べた通り鈍針を用いる方法で回避できる.

おわりに

　近年は免疫抑制剤や生物学的製剤等,ぶどう膜炎治療の選択肢は広がってきているものの,依然ステロイドは治療の中心であり使用頻度も高い.副作用の出現を抑えながらいかに高い消炎効果を得るかが重要で,本稿で概説した各局所投与方法の特徴と合併症を熟知したうえで適切に治療法を選択することを心がけたい.

文　献

1) ぶどう膜炎診療ガイドライン作成委員会：ぶどう膜炎診療ガイドライン.日眼会誌,**123**(6)：635-

34　　　MB OCULISTA No.111 2022

696, 2019. 最終閲覧：2022 年 1 月 8 日

2）長谷川英一，園田康平：眼局所の薬物投与（ステロイド結膜下注射，Tenon 嚢下注射）．あたらしい眼科，**38**(10)：1139-1142，2021.

3）Athanasiadis Y, Tsatsos M, Sharma A, et al：Subconjunctival triamcinolone acetonide in the management of ocular inflammatory disease. J Ocul Pharmacol Ther, **29**(6)：516-522, 2013.

4）Okada AA, Wakabayashi T, Morimura Y, et al：Trans-Tenon's retrobulbar triamcinolone infusion for the treatment of uveitis. Br J Ophthalmol, **87**：968-971, 2003.
　　Summary　約 50 眼の後眼部ぶどう膜炎に対するトリアムシノロンテノン嚢下注射の効果と副作用についての後ろ向き検討.

5）Tanner V, Kanski JJ, Frith PA：Posterior subtenon's triamcinolone injection in the treatment of uveitis. Eye, **12**：679-685, 1998.

6）Tempest-Roe S, Joshi L, Dick AD, et al：Local therapies for inflammatory eye disease in translation：past, present and future. BMC Ophthalmol, **13**(1)：39, 2013.

7）Salek SS, Leder HA, Butler NJ, et al：Periocular triamcinolone acetonide injections for control of intraocular inflammation associated with uveitis. Ocul Immunol Inflamm, **21**(4)：257-263, 2013.

8）Helm CJ, Holland GN：The effects of posterior subtenon injection of triamcinolone acetonide in patients with intermediate uveitis. Am J Ophthalmol, **120**(1)：55-64, 1995.

9）Leder HA, Jabs DA, Galor A, et al：Periocular triamcinolone acetonide injections for cystoid macular edema complicating noninfectious uveitis. Am J Ophthalmol, **152**(3)：441-448, 2011.

10）Maeda Y, Ishikawa H, Nishikawa H, et al：Intraocular pressure elevation after subtenon triamcinolone acetonide injection；Multicentre retrospective cohort study in Japan. PLoS One, **14**(12)：e0226118, 2019.
　　Summary　J-CREST による 1,000 症例を超える STTA 後の眼圧上昇に関する多施設共同後ろ向き研究.

11）山下高明，坂本泰二：トリアムシノロンによる感染症．眼科手術，**18**：357-359，2005.

ここからスタート！
眼形成手術の基本手技

編集　鹿嶋友敬
　　　今川幸宏
　　　田邉美香

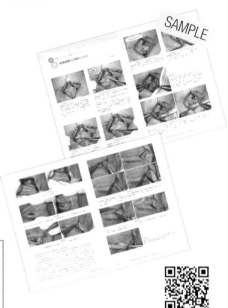
SAMPLE

眼形成手術に必要な器具の使い方、症例に応じた手術デザインをはじめ、麻酔、消毒、ドレーピングを含めた術中手技の実際を、多数の写真やシェーマを用いて気鋭のエキスパートが解説！
これから眼形成手術を学んでいきたい眼科、形成外科、美容外科の先生方にぜひ手に取っていただきたい1冊です。

CONTENTS

1　眼瞼を知る
　A．眼瞼の解剖／B．（上眼瞼）眼瞼ごとの違い
2　器具の選び方
　A．眼瞼手術　器械一覧／B．挟瞼器の使い方／C．バイポーラの選び方
3　眼瞼の手術デザイン
　A．上眼瞼
　　皮膚弛緩／多重瞼　など
　B．下眼瞼
　　下眼瞼・内反症のデザイン：先天性睫毛内反症　など
　C．デザイン時の注意点
4　麻酔をマスターする
　A．麻酔薬の種類と手術に応じた選択／B．局所麻酔投与位置／C．注入の仕方　など
5　消毒のしかた
6　ドレーピング
　眼瞼手術における覆布の選び方　など
7　切開のコツ
　メスの選び方と使い分け　など
8　剝離のしかた・組織の見分け方
　眼輪筋と眼窩隔膜の剝離／上眼瞼挙筋腱膜の切開のしかた／挙筋腱膜とミュラー筋の剝離のしかた／眼窩隔膜の切開のしかた　など
9　止血を極める
　出血点見極めのコツ　など
10　縫合
　縫合糸の種類　など
11　周術期管理
　術後クーリングと圧迫は必要か？／手術終了時のドレッシングについて
　　　　　　　　　　　　　　　　　　　　　など

■B5判　オールカラー　184頁
■定価8,250円（本体7,500円＋税）
■2018年1月発行

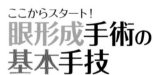

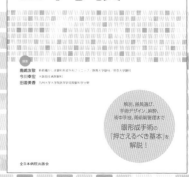

全日本病院出版会

全日本病院出版会
〒113-0033 東京都文京区本郷 3-16-4　Tel:03-5689-5989
www.zenniti.com　　　　　　　　　　　　　Fax:03-5689-8030

特集／基本から学ぶ！ぶどう膜炎診療のポイント

ぶどう膜炎に対する
ステロイド内服治療

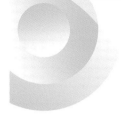

蕪城俊克*

Key Words： ステロイド節約効果(steroid sparing effect)，副作用(side effect)，累積投与量(cumulative dose)，フォークト-小柳-原田病(Vogt-Koyanagi-Harada disease)，不可逆的視力障害(irreversible visual disturbance)

Abstract：ぶどう膜炎の治療には局所治療と全身治療があり，可能な限り局所治療で治療するのが原則である．ステロイドはぶどう膜炎の全身治療の基本となる薬剤で，Vogt-小柳-原田病や不可逆的視力障害を残す可能性のある難治性のぶどう膜炎で用いられる．使用に際しては血糖上昇，骨粗鬆症，感染症等の副作用に注意する必要があり，導入前にスクリーニング検査を行う．投与は体重あたり 0.5〜1 mg/kg/日で開始し，眼内の消炎を確認しながら漸減する．Vogt-小柳-原田病や壊死性強膜炎等の重症例ではステロイドパルス療法等による大量のステロイド剤の点滴治療が行われる．ステロイド内服量が高用量ならば消炎するが，減量すると再燃を繰り返す症例もしばしばみられる．そのような症例では，ステロイド長期内服による副作用を回避するために，免疫抑制剤やTNF阻害薬を併用してステロイド内服を減量することが行われる．

はじめに

ぶどう膜炎におけるステロイド全身投与は，眼局所および全身での免疫反応を抑制することによってぶどう膜炎の活動性を抑制する治療法である．ぶどう膜炎の治療には局所治療と全身治療があり，可能な限り局所治療で治療するのが原則である．眼内炎症が虹彩・毛様体等，前眼部に限局する前部ぶどう膜炎では，ステロイド剤の点眼や結膜下注射等の局所治療で消炎可能な場合が多い．しかし，炎症が後眼部(網膜，視神経)に及ぶ後部・汎ぶどう膜炎の症例では網膜・視神経の障害から不可逆的な視力障害を起こしうる．したがって，視機能障害の恐れがある重症例ではステロイドの全身投与を検討する必要がある[1]．

* Toshikatsu KABURAKI，〒330-0834　さいたま市大宮区天沼町 1-847　自治医科大学附属さいたま医療センター眼科，教授

ステロイド剤の力価と特性

主なステロイド剤の力価および特性を表1に示す．ステロイド系薬剤は作用時間の長さから短時間作用型，中間型，長時間作用型に分けられる．またステロイド剤の薬理学的作用にはグルココルチコイド作用とミネラルコルチコイド作用があり，前者は消炎作用の強さとステロイドの副作用の血糖値上昇に影響する．一方，後者は電解質の貯留に働き，副作用としてのむくみや血圧上昇に影響する．ヒドロコルチゾンは強いミネラルコルチコイド作用を有するため，抗炎症治療目的には用いられず，副腎皮質機能低下等での補充療法に用いられる．抗炎症目的に用いられる代表的な薬剤は中間型のプレドニゾロンである．グルココルチコイド作用およびミネラルコルチコイド作用が中程度，作用時間も中程度であり使いやすい薬剤である．一方，長時間型のデキサメタゾンやベタ

表 1. ステロイド剤の種類と力価

薬剤名	商品名	タイプ	血中半減期 (hr)	生物学的推定 半減期(hr)	グルココルチコイド作用	ミネラルコルチコイド作用
ヒドロコルチゾン	ハイドロコートン, ソルコーテフ	短時間作用型	1.2	8〜12	0.25	1.25
プレドニゾロン	プレドニン, プレドニゾロン	中間型	2.5	12〜36	1	1
メチルプレドニゾロン	メドロール, ソルメドロール	中間型	2.8	12〜36	1.25	0
トリアムシノロン	ケナコルト, レダコート	中間型	3〜5	24〜48	1.25	0
デキサメタゾン	デカドロン	長時間作用型	3.5	36〜54	7	0
ベタメタゾン	リンデロン	長時間作用型	3.5	36〜54	7	0

メタゾンはグルココルチコイド作用が強力でミネラルコルチコイド作用は有さない．強力な消炎治療が必要な際に用いられる．

全身投与の方法は主に内服投与か点滴投与である．プレドニゾロンで 60〜80 mg/日までの投与量ならば内服で投与可能である．点滴投与はステロイドパルス療法等の大量投与時やショック状態等で経口投与ができないときに用いられる．ステロイド投与量が非常に多いステロイドパルス療法やステロイド大量漸減療法（後述）では，ミネラルコルチコイド作用が少ないメチルプレドニゾロンやベタメタゾンが用いられる．

ステロイド全身投与の方法

1．経口ステロイド療法

ステロイド剤の生物学的利用能は非常に高く，内服投与でもほぼ 100％が血液へ到達する．ぶどう膜炎の治療の場合，眼底の炎症を押さえ込みたければ初期投与量としてプレドニゾロンで 0.5 mg/kg/日以上，重症症例ではさらに大量の 0.8〜1.0 mg/kg/日で開始する．前部ぶどう膜炎や強膜炎の場合では，より少ない量で試みても良い．この初期投与量を 2〜4 週間程度行って眼内の消炎効果が確認されれば，以降漸減する．漸減は 2〜4 週間ごとに 5〜10 mg/日ずつ減量していくことが多い．原疾患にもよるが再発を防ぐため 1〜2 週間で 10％程度減量するくらいの速度で減量する．ステロイドの内服量が 10 mg/日以下にまで減ってきたら，減量速度を落としてさらに減量を続ける．長期間ステロイド内服を行った症例では

副腎皮質の萎縮をきたすことがあり，そのような症例でステロイド内服を中止すると，倦怠感，吐き気，頭痛，血圧低下等の体調不良（ステロイド離脱症候群）を起こすことがある．そのため，長期間ステロイド内服を行った症例でステロイド内服を終了する際には，内因性ステロイドの産生能を確認するために血液中コルチゾール，ACTH を測定することが推奨される．骨粗鬆症やステロイド離脱症候群等の副作用軽減の目的で，ステロイド減量時に隔日投与を用いても良い．

一方，ステロイド内服を減量するとぶどう膜炎の再燃を繰り返す症例もしばしば経験される．そのような症例では再発しないぎりぎりの投与量で継続投与することになるが，長期間のステロイド全身投与では副作用のリスクが高まる．ステロイド全身投与量をなるべく減らすために，ステロイド以外の免疫抑制剤（シクロスポリン等）や TNF 阻害薬を併用し，ステロイド全身投与を減量する治療（steroid sparing therapy）が推奨される．

2．ステロイド点滴療法

ステロイドの点滴投与は Vogt-小柳-原田病や視神経炎，角膜移植後拒絶反応等の際に用いられる．ステロイド点滴投与法には大きく分けてステロイドパルス療法と大量漸減療法がある．ステロイドパルス療法はメチルプレドニゾロン 1,000 mg を生理食塩水 100〜200 ml に溶解し 1 時間以上かけて点滴投与する．この点滴の 3 日間連続投与を 1 クールとして，効果をみながら 1〜2 週間ごとに 1〜3 クール行う治療である．高齢者や糖尿病患者等では投与量を半分の 500 mg にしたミニパ

表 2. ステロイド全身投与の副作用

特に注意すべき副作用	ほかの注意すべき副作用	軽症の副作用
糖尿病, 高血糖	生ワクチン接種による発症	体重増加・肥満
骨粗鬆症	低カリウム血症	白血球増多
高血圧	尿中カルシウム上昇	食欲亢進
脂質代謝異常	ミオパチー	にきび
感染症	ステロイド白内障	月経異常
大腿骨頭壊死	続発緑内障	多毛
成長障害	中心性漿液性脈絡網膜症	発汗異常
精神障害	肝機能障害	皮下出血
副腎皮質不全	膵機能障害	皮膚萎縮
消化性潰瘍		

表 3. ステロイド全身投与開始前チェックリスト

1. 既往疾患の確認とインフォームドコンセント
既往疾患(　　　　　　　　　　　　　　　　　　　　　　　　　)
□ステロイド全身投与に同意　□腫瘍の既往　□心不全　□糖尿病　□結核の既往・結核患者との接触歴
□ヘルペス・帯状疱疹の既往　□真菌感染の既往　□高血圧　□高脂血症　□骨粗鬆症　□妊娠の有無
□消化性潰瘍　□不眠, 精神性疾患　□その他の感染症(　　　　　　)　□その他の全身疾患(　　　　　　　)

2. 治療開始前スクリーニング検査
1) 血液・尿一般
□血算　□CRP　□血糖値(HBA1c)　□肝臓能　□腎機能　□尿一般

2) 感染症関連
□HBs 抗原　□HBs 抗体　□HBc 抗体　□HCV 抗体　□HIV 抗体　□β-D グルカン　□梅毒(RPR, TPHA)

3) 結核検査(少なくとも1つ)
□ツベルクリン反応　□インターフェロン-γ遊離試験　□胸部 X 線, 胸部 CT

4) 既往疾患と通院中の診療科との連携
通院中の診療科(　　　　　　　　　　　　　　　　　　　　　　　　　)
□ステロイド全身投与開始を連絡

ルスが行われることがある.

　パルス療法後は通常後療法として経口ステロイド療法を行う. 多発性硬化症のように後療法を行わないことを原則とする疾患もあるが, ぶどう膜炎では再燃を抑えるために後療法を行う. 後療法の投与量は病態により異なるが, Vogt-小柳-原田病の場合, プレドニゾロンで0.5～1.0 mg/kg/日で開始する(後述).

ステロイドの副作用と導入前検査

　ステロイド全身投与の副作用を表2に示す[2]. ステロイドの副作用は多岐にわたるが, ステロイド剤の使用期間が長くなれば副作用のリスクも高まる. ステロイド全身投与を開始する前には十分な全身チェックを行ってリスクを評価し, 開始後も副作用に十分注意して経過観察する必要がある. ステロイド全身投与の副作用はステロイドの積算投与量とある程度相関性があるとされている. 例えばステロイドの積算投与量がプレドニゾロン換算で10,000 mg以上になると, 骨粗鬆症のリスクが増大する.

　ステロイド全身投与の開始前に行うべき検査およびチェックリストを表3に示す. 特に高血糖, 骨粗鬆症, 感染症, 消化性潰瘍, 精神障害(不眠を含む), 小児での成長障害は重要である. ステロイドの絶対的禁忌は存在しないとされている. 感染症のある症例では使用を避けたいが, 感染症に伴う臓器障害を抑制する目的で抗菌剤とステロイド全身投与を併用することも実際にはしばしば行われる. 全身疾患治療中の患者では, 主治医の内科

表 4. ステロイド全身投与中の副作用チェック

項　目	チェックポイント
血算	感染症，ステロイド全身投与による白血球増加
CRP	感染症での CRP 上昇
血糖	ステロイドによる血糖上昇
肝機能	薬剤性肝障害，肝炎ウイルスキャリアでの肝炎発症
脂質検査	ステロイドによる総脂質，トリグリセライド(TG)上昇
筋原性酵素	ステロイド長期投与によるステロイドミオパチー(CPK 上昇)
胸部 X 線	感染性肺炎，結核
骨量測定	ステロイド性骨粗鬆症(腰椎，大腿骨近位部)

医と連絡をとり，ぶどう膜炎に対してステロイド全身投与を行って良いか確認する．特に糖尿病ではステロイド内服開始により急激に血糖コントロール不良となることが多いため，内科の管理のもと治療を行う必要がある．ステロイド全身投与をきっかけにインスリンを導入することも多い．ステロイド性骨粗鬆症のガイドラインではプレドニゾロン換算で 5 mg/日以上を 3 か月以上投与予定の患者では，ビスフォスフォネート製剤，活性型ビタミン D 製剤やビタミン K 製剤等の骨粗鬆症治療薬をステロイド全身投与に併用することが推奨されている．ステロイド全身投与により起こりうる感染症として，細菌性肺炎のほか，結核感染，真菌感染，ニューモシスチス肺炎，ヘルペスウイルスの再活性化，B 型肝炎・C 型肝炎の再活性化に注意する．

　ステロイド全身投与の開始中に行うべき検査およびチェックリストを表4に示す．ステロイド全身投与による糖尿病の発症率は 6～25％ とされており，糖尿病の既往のない患者でも経過中に血糖上昇をきたしうるので注意が必要である．感染症，骨粗鬆症，高脂血症の発症にも注意する．

ぶどう膜炎の原因疾患とステロイド全身投与法

　ぶどう膜炎にはさまざまな原因疾患があり，それによって推奨される治療法が異なるため，可能な限りぶどう膜炎の診断病名を確定してからステロイド全身投与に入ることが望ましい．

　2019 年にぶどう膜炎診療ガイドラインが作成された[3]．また 2020 年にはベーチェット病診療ガイドライン[4]およびサルコイドーシス診療の手引き[5]が作成されている．本稿ではそれらのガイドラインや教科書等で推奨される各ぶどう膜炎疾患のステロイド全身投与の使い方を述べる．

1．Vogt-小柳-原田病

　メラノサイトに対する自己免疫疾患と考えられており，両眼性のぶどう膜炎を起こす．初発例では，ステロイド大量点滴治療(ステロイドパルス療法または大量漸減療法)が推奨される[3]．発症後 1 か月以内にステロイド大量点滴治療を開始すると，それより遅れて治療を開始した症例と比べてぶどう膜炎が遷延化しにくい(発症後 14 日以内とする報告もある)[6]．ステロイド大量漸減療法は，ベタメタゾン 12～20 g/日点滴で開始し，経過をみながら 3～5 日ごとに漸減，プレドニゾロン換算で 60～80 mg/日まで減量したら，点滴投与を内服に切り替え，さらに漸減する治療法である[6]．一方，ステロイドパルス療法はメチルプレドニゾロン 1,000 mg 点滴 3 日間連続投与を 1 クールとして，効果をみながら 1～2 週間ごとに 1～3 クール行う治療である．パルス療法後およびパルス療法の間の期間はプレドニゾロンで 0.5～1.0 mg/kg/日内服を行い，1～2 週間ごとに経過をみながら漸減する(図1)．ステロイドの減量速度が速すぎると再発しやすいことが知られており，光干渉断層計で脈絡膜厚等の変化を観察しながら慎重に減量し，半年以上かけて投与を中止する[6]．

2．ベーチェット病

　ベーチェット病ぶどう膜炎に対して高用量のステロイド内服を行えば現在活動性の網膜ぶどう膜炎の消炎効果が期待できる．しかし消炎後の眼発作抑制を目的として投与する場合，高用量を継続することは困難であるため，その漸減中に眼発作が誘発されることが知られている[4]．したがって，

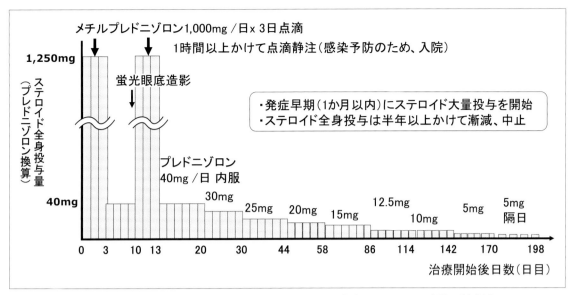

図 1. Vogt-小柳-原田病に対するステロイドパルス療法とステロイド内服の漸減例
1回目のステロイドパルス療法から1週間後に蛍光眼底造影を行い，蛍光漏出点が多数残存する
場合にはパルス療法2クール目を行う．後療法としてステロイド内服治療を行い，眼内の消炎
を確認しながら半年以上かけて漸減・中止する．

ステロイド全身投与による眼発作の抑制は困難で
あると考えられ，コルヒチンやシクロスポリン，
TNF 阻害薬が眼発作抑制治療として推奨されて
いる．しかし TNF 阻害薬の導入が難しい場合に
はステロイド内服治療を行うことがある[4]．その
場合は，プレドニゾロンで 10〜20 mg/日で開始
し，3か月に 5 mg 以下の速度でゆっくり減量す
る．その後は低容量(5〜10 mg/日)を継続投与す
るのが望ましい．中止は 2.5〜5 mg/日まで減量
した後に慎重に行う[4]．

3．サルコイドーシス

サルコイドーシスは慢性の肉芽腫性炎症疾患で
あり，ステロイド治療は少なくとも短期的には本
症の肉芽腫性炎症の制圧に極めて有効である．こ
れはぶどう膜炎についてもいえ，サルコイドーシ
ス診療の手引き2020では，積極的に治療すべき活
動性眼病変(表5)があり視機能障害の恐れがある
場合には，ステロイド全身投与もしくはトリアム
シノロンアセトニド・テノン囊下注射を行うべき
であるとしている(図2)[5]．

ステロイド全身投与の初期投与量はプレドニゾ
ロンで30〜40 mg/日，または 0.5 mg/kg/日を原
則とする．ただし，重症例では 60 mg/日，または

表 5. サルコイドーシスぶどう膜炎で積極的に
治療すべき所見

以下のような活動性病変があり視機能障害の恐れがある場合
・重篤な前眼部炎症 　隅角または虹彩結節が大きく多数，あるいは虹彩上に 　新生血管あり ・高度の硝子体混濁 ・広範な滲出性網脈絡膜炎および網膜血管炎 ・網膜または視神経乳頭新生血管 ・黄斑浮腫 ・視神経乳頭炎，視神経乳頭肉芽腫 ・脈絡膜肉芽腫

1 mg/kg/日相当の投与も考慮する．まず初期投
与量で 2 週間〜1 か月投与し，眼病変の消退を確
認しながら徐々に減量する．その後は1〜2か月ご
とに 5〜10 mg ずつ減量し，最終投与量は 2.5〜5
mg/日とし，1〜数か月続けて終了する．全投与期
間は 3 か月〜1 年以上とするが，半年以上の投与
が必要になることが多い[5]．

ステロイド薬の減量により眼病変の再燃がみら
れた場合には，ステロイド薬の投与量を適宜増
量，またはステロイド薬の局所投与(後部テノン
囊下注射)，あるいはステロイド薬以外の免疫抑
制剤の使用を検討する(図2)[5]．

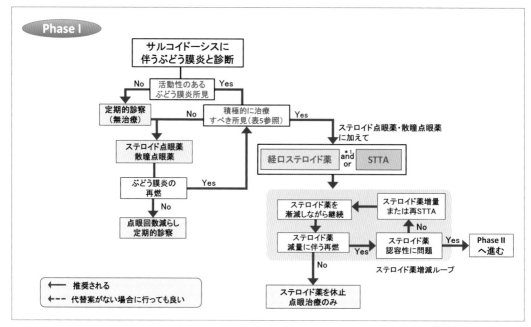

図 2. サルコイドーシスぶどう膜炎での経口ステロイド療法のフローチャート
サルコイドーシスぶどう膜炎では積極的に治療すべき眼所見（表5）がみられ，視機能障害の
恐れがある場合には，ステロイド内服治療または後部テノン囊下注射を検討する．再燃がみ
られればステロイドの増量または後部テノン囊下注射の再投与を行う．

（文献 5 より）

おわりに

　ステロイド全身投与は局所療法で効果不十分な
難治性ぶどう膜炎症例の治療に必須である．ステ
ロイドは十分量使用すれば高い有効性が得られる
ことが多い．もし有効性が得られないのであれ
ば，感染性ぶどう膜炎や腫瘍性ぶどう膜炎の可能
性も考える必要がある．また本文で述べた通り，
眼科医がステロイド全身投与を行う際には，感染
症や糖尿病，骨粗鬆症等の発症に十分注意する必
要があり，他科と連携して診療にあたることが望
ましい．

文　献

1) 川合眞一：ステロイドの使い方．知っておきたい
　基本中の基本．一冊できわめるステロイド診療ガ
　イド（田中廣壽ほか編），文光堂，pp. 2-52, 2015.
　Summary ステロイド治療についてのわかりや
　すい教科書．ステロイド全身投与に関するノウハ
　ウが多数記載されている．
2) 丸山耕一：適正な副腎皮質ステロイド全身投与
　法．眼科診療クオリファイ13（園田康平編），中山
書店，pp. 108-114, 2012.
3) 大野重昭，岡田アナベルあやめ，後藤　浩ほか，
　日本眼炎症学会ぶどう膜炎診療ガイドライン作
　成委員会：ぶどう膜炎診療ガイドライン．日眼会
　誌，**123**(6)：635-696, 2019.
　Summary ぶどう膜炎のガイドライン．総論と
　各論からなり，総論では疫学，用語，診断基準，
　評価法，治療薬，合併症の治療等が，各論では感
　染性ぶどう膜炎(10 疾患)，非感染性ぶどう膜炎
　(17 疾患)について原因，罹患眼(片眼，両眼)，疫
　学的特徴，眼所見の特徴，検査，診断基準，鑑別
　診断，治療，代表症例が記載されている．
4) 日本ベーチェット病学会：ベーチェット病診療ガ
　イドライン 2020，診断と治療社，pp. 1-183, 2020.
　Summary ベーチェット病の診療ガイドライン．
　ベーチェット病の多臓器にわたる病変の特徴と
　治療法，および診断・治療の考え方をクリニカル
　クエスチョンと推奨文，推奨度，解説文で紹介し
　ている．
5) 日本サルコイドーシス/肉芽腫性疾患学会：サル
　コイドーシス診療の手引き 2020．https://www.
　jssog.com/journal#journal-guide
6) 岩田大樹：ぶどう膜炎 Vogt-小柳-原田病．眼科，
　62(11)：1144-1148, 2020.

MB OCULI. No. 111 : 43－50, 2022

特集／基本から学ぶ！ぶどう膜炎診療のポイント

ぶどう膜炎に対する免疫抑制薬, 代謝拮抗薬

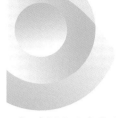

慶野　博*

Key Words : 非感染性ぶどう膜炎(non-infectious uveitis), 副腎皮質ステロイド薬(corticosteroids), 免疫抑制薬 (immunosuppressive drugs), シクロスポリン(cyclosporine), メトトレキサート(methotrexate)

Abstract : 難治性の非感染性ぶどう膜炎に対して免疫抑制薬を導入することで再燃予防, ステロイド薬の減量効果が期待される一方, 長期使用による全身のさまざまな副作用が生じる可能性がある. 使用に際しては導入前の十分なスクリーニング, 投与方法や副作用についての説明, 血中濃度や副作用の確認, 各診療科と連携を取りながら治療を継続していくことが重要となる.

はじめに

　ぶどう膜炎の治療は副腎皮質ステロイド(以下, ステロイド)薬を用いた眼局所療法が基本となるが, 局所療法のみでは効果不十分, あるいは不可逆的な視機能障害へと繋がる重篤な前眼部・後眼部炎症を呈する症例において, 早期の消炎を図る目的でステロイド薬を用いた全身治療が必要とされる.

　ステロイド全身治療は急性期の消炎に強力な効果を示す反面, 長期投与により体重増加, 糖尿病, 骨粗鬆症, 胃腸障害, ステロイド精神病等に代表されるさまざまな副作用が生じる可能性, また小児に対するステロイド薬の長期使用は成長障害等の副作用を誘導するリスクがある. このようなステロイド薬による全身副作用の軽減(steroid sparing effect)を目的として海外ではさまざまな免疫抑制薬が用いられており[1〜3], 国内では1987年にベーチェット病網膜ぶどう膜炎に対してシクロスポリンが保険適用となり, 2013年には非感染性ぶどう膜炎に対してその適用が承認された.

* Hiroshi KEINO, 〒181-8611　三鷹市新川 6-20-2 杏林大学医学部眼科学教室, 臨床教授

　本稿では非感染性ぶどう膜炎に対する免疫抑制薬, 代謝拮抗薬の使用について, ①種類と適応, ②導入前スクリーニング, ③シクロスポリンとメトトレキサートを中心に投与法・副作用のモニタリング, 導入後の注意事項について概説する.

免疫抑制薬の種類と適応

　非感染性ぶどう膜炎に用いられている代表的な免疫抑制薬として, 代謝拮抗薬であるアザチオプリン, ミコフェノール酸モフェチル, メトトレキサート, カルシニューリン阻害薬であるシクロスポリン, タクロリムス, アルキル化薬であるシクロフォスファミド等が挙げられる(表1)[4]. これらの薬剤は長期間のステロイド全身投与による副作用の軽減(steroid sparing effect)を目的として使用される. 主にステロイド薬との併用や寛解導入後の維持療法として用いられる. 2021年12月現在, 本邦において非感染性ぶどう膜炎に保険適用となっている薬剤はシクロスポリンのみである.

　免疫抑制薬の導入を考慮する非感染性ぶどう膜炎として, ①全身ステロイド薬の離脱が困難な症例, ②全身・眼の副作用でステロイド全身投与の継続が困難な症例, ③免疫・炎症疾患の合併例,

表 1. 免疫抑制薬の種類

表 1. 免疫抑制薬の種類

分 類	薬 剤
アルキル化薬	シクロフォスファミド(CPA)
代謝拮抗薬	
プリン拮抗薬	アザチオプリン(AZA), ミコフェノール酸モフェチル(MMF)
葉酸拮抗薬	メトトレキサート(MTX)
カルシニューリン阻害薬	シクロスポリン(CyA), タクロリムス(Tac)

(文献 4 より引用, 一部改変)

表 2. 非感染性ぶどう膜炎に対する免疫抑制薬の適応

①ステロイド全身投与の離脱が困難な症例(ステロイド漸減中に再燃をきたす症例)
②ステロイドによる全身の副作用で投与継続が困難な症例
③全身性炎症性疾患を合併した症例
④ステロイド局所療法に抵抗性を示す小児の慢性ぶどう膜炎
　ステロイド点眼を減量すると再燃を生じる小児の慢性ぶどう膜炎
⑤長期ステロイド局所療法により白内障の進行, 眼圧上昇のリスクがある小児の慢性ぶどう膜炎

(文献 4 より引用, 一部改変)

表 3. 免疫抑制薬導入前のスクリーニング

全身疾患の有無(高血圧, 糖尿病, 肺炎, 肝・腎機能障害の有無等)
血液(CBC, 生化学一般)・尿検査
胸部 X 線, 胸部 CT, 心電図
感染症の確認(特に結核, 梅毒, B 型・C 型肝炎ウイルス, HIV, ヘルペスウイルス等)
小児の症例では小児科との連携, 予防接種歴の確認
妊娠・挙児希望の確認

(文献 4 より引用, 一部改変)

④ステロイド局所投与に抵抗性を示す, またはステロイド点眼を減量すると再燃を生じる小児の慢性ぶどう膜炎, ⑤ステロイド点眼の長期使用により白内障の進行・眼圧上昇のリスクが懸念される小児の慢性ぶどう膜炎(表2)が挙げられる[1)~7)]. 免疫抑制薬の効果発現には導入から1~2か月を要するため, 急性期ではステロイド薬の全身投与で十分に消炎し寛解に導入された時点で免疫抑制薬を開始するのが一般的である. ただし糖尿病や骨粗鬆症等の既往のある場合, 高齢者等, ステロイド薬の全身投与が困難な症例では局所治療を行いつつ早期に免疫抑制薬を導入する場合もある.

　欧米では小児の慢性ぶどう膜炎, 特に若年性特発性関節炎(juvenile idiopathic arthritis:JIA)に伴うぶどう膜炎(JIA-associated uveitis)においてステロイド点眼治療開始後, 3か月の時点で前房細胞が SUN Working Group の grading で1+以上の場合, メトトレキサート等の免疫抑制薬の導入が推奨されている[5)~7)].

免疫抑制薬導入前のスクリーニング検査

1. 全身検査

　表3に免疫抑制薬導入前のスクリーニングの項目を示す[4)]. 高血圧, 糖尿病, 肝・腎機能障害の有無等の全身疾患の有無, 血液一般検査・尿検査, 胸部 X 線(場合によっては胸部 CT も施行), 感染症の有無(特に結核, 梅毒, B 型・C 型肝炎ウイルス, HIV, ヘルペスウイルス等)を含めた全身状態について確認する. 特に高齢者や免疫疾患合併例, 肺炎合併例, 肝・腎機能低下例, 小児については他科との十分な連携のうえで投与を行うことが重要である. 小児の場合, 各種予防接種歴について確認する. 免疫抑制薬の重篤な副作用の1つとして催奇形性があるため妊娠・挙児希望の有無

について確認する.

2. 結核感染の確認

問診で家族歴(結核の発症,感染者の有無,同居歴),BCG 接種歴,高蔓延地域での居住歴を確認する.スクリーニング検査としてツベルクリン皮内テスト,胸部単純 X 線・CT,インターフェロン γ 遊離試験(interferon gamma release assays:IGRA)を行う.

3. B 型肝炎の感染確認

免疫抑制・化学療法を施行する際は,肝機能異常の有無にかかわらず「B 型肝炎治療ガイドライン」を参考にスクリーニングを行う[8].まず HBs 抗原を測定し,HBV キャリアかどうか確認する.HBs 抗原陽性例では HBe 抗原,HBe 抗体,HBV DNA 量を測定,肝臓専門医へコンサルトする.HBV DNA の定量にはリアルタイム PCR 法を用いる.HBs 抗原陰性の場合は HBc 抗体および HBs 抗体を測定して既感染者であれば HBV DNA 量を測定する.核酸アナログ投与の対象となった場合,速やかに肝臓専門医へコンサルトする.HB ワクチン接種による HBs 抗体単独陽性例は除外する.

4. 小児患者の予防接種歴の確認[9]

小児の症例では免疫抑制療法の導入時点で各種予防接種が完了していないことが想定される.また加療中に予防接種対象疾患に曝露される可能性があるため,免疫抑制治療の開始前に問診や母子手帳を参考に接種状況を確認する.また小児期はさまざまな感染症に罹患する時期であり免疫抑制薬の投与中は感染症の発症,重症化に十分注意する.麻疹や水痘,Epstein-Barr(EB)ウイルス等の罹患時は小児科医と連携をとりながら治療を行うことが必要である.免疫抑制薬を用いた全身治療中の弱毒性生ワクチンの接種は禁忌である.

シクロスポリン

1. 作用機序

シクロスポリン(CyA)(ネオーラル®)はタクロリムスとともにカルシニューリン阻害薬に分類さ

れ T 細胞を選択的に抑制する[2].T 細胞の増殖活性に必須の炎症性サイトカインである IL-2 の産生は細胞質内転写因子である NF-AT がフォスファターゼの一種であるカルシニューリンによって脱リン酸化されることによって開始される.CyA は細胞質内で特異的結合蛋白であるシクロフィリンと結合し,その複合体がカルシニューリンの作用を阻害することにより T 細胞の活性化が抑制される[1,2].

2. 投与量と血中濃度のモニタリング

非感染性ぶどう膜炎では 1 日 2〜3 mg/kg で開始,眼所見の改善度,全身状態,血中濃度をモニタリングしながら 1〜2 mg/kg ずつ増量または減量する[10].ベーチェット病では 5 mg/kg を朝,夕食後の分 2 で経口投与を開始する.1 日の投与量は 5 mg/kg を超えないように注意する(図1).

シクロスポリンは免疫抑制効果を示しつつ,副作用を起こしにくい血中の薬物濃度のレンジが非常に狭いためことからシクロスポリンの投与期間中は血中濃度のモニタリングを行う[11].シクロスポリン開始 1 か月以内では 2 週間に 1 回程度,その後は副作用発現時,併用薬剤の追加,再燃時等,必要に応じて実施する.

シクロスポリンの血中濃度には C_0 値(トラフ値:投与 12 時間後の血中濃度,次回投与直前の最低血中濃度)と C_2 値(投与 2 時間後の血中濃度)が用いられている(図2)[11,12].移植後の免疫抑制としてシクロスポリンが用いられる場合,シクロスポリンの臨床効果と投与後 4 時間の薬剤総曝露量を意味する血中濃度-時間曲線下面積(AUC_{0-4})が高い相関があること,AUC_{0-4} と C_2 値が相関を示すことから,C_2 値を参考にした投与量設定が推奨されている[11].眼科領域では C_2 値についての十分なエビデンスはないが,乾癬では導入期の C_2 値は 800〜1,000 ng/ml を目安としている[11].また血中濃度が高いと腎障害の発生リスクが高くなることから,副作用のモニタリングとして C_0 値を用いる.シクロスポリンを長期にわたり使用する場合は,副作用を予防する観点から C_0 値は 150 ng/ml

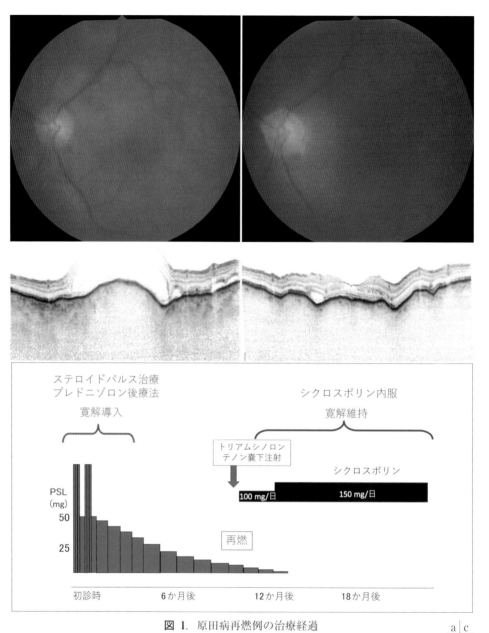

図 1. 原田病再燃例の治療経過

a，b：初診時の眼底写真(a)，OCT 画像(b)．
初診時，視神経乳頭部の発赤と網膜深層の白色斑状病変を認め，OCT にて
漿液性網膜剝離と著明な脈絡膜肥厚が観察された．

c，d：再燃時の眼底写真(c)，OCT 画像(d)．
治療開始して 10 か月後に眼底型の再燃を生じた．OCT にて網膜色素上皮層
の波打ち像と脈絡膜の肥厚を認める．

e：治療経過．眼底型の再燃に対してトリアムシノロンテノン囊下注射を施
　行．再燃予防とステロイド減量を目的にシクロスポリン(100 mg/日)を導
　入，その後 150 mg/日まで増量し，治療を継続した．

a	c
b	d

e

を超えないようにすることが望ましい[10]．導入後
も血中濃度が低く，効果が弱い場合は最高血中濃
度を上昇させる目的で食前投与を行う場合もあ
る[13]．

3．全身副作用と併用禁忌の薬剤

　代表的な副作用として腎機能障害，高血圧，肝
障害，胃腸障害，多毛，嘔吐・嘔気等の消化器症
状，歯肉腫脹，感染症がある(表 4)[10]．稀である

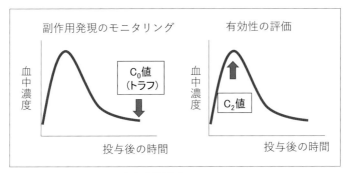

図 2. 血中薬物濃度のモニタリング
トラフ値(C_0値)を副作用発現リスクの判定, C_2値を有効性の判定に用いる.

(文献 12 より引用)

表 4. シクロスポリンとメトトレキサートの副作用

薬　剤	副作用
シクロスポリン	腎障害, 肝障害, 高血圧, 振戦, 頭痛, 知覚障害, 消化管症状, 多毛, 易感染症(弱毒生ワクチンは禁忌), 催奇形性
メトトレキサート	腎障害, 肝障害, 消化管症状, 間質性肺炎, 悪性腫瘍(リンパ増殖性疾患), 骨髄抑制, 易感染症(弱毒生ワクチンは禁忌), 流産, 催奇形性

がミオパチー, 溶血性貧血, 急性膵炎等もみられる. 神経ベーチェット病の患者は神経症状の悪化が報告されており原則禁忌である. 特に腎障害は高頻度でみられる副作用であることから定期的に血清クレアチニン値を測定し投与量を調整する. 血圧も経時的に測定し, 変動がみられれば投与量の減量, 中止を検討する.

併用禁忌の薬剤としてタクロリムス, ピタバスタチン, ロスバスタチン, ボセンタン, アリスキレン, アスナプレビル, バニプレビルが挙げられる(表5)[10]. またコルヒチンとシクロスポリンの併用投与を行うとコルヒチンの血中濃度が上昇し, ミオパチーが生じやすくなる. その他の多数の併用注意薬剤があるため添付文書を参照する. グレープフルーツが本剤の血中濃度を上昇させる.

メトトレキサート

メトトレキサート(MTX)は抗癌剤として知られているが, 免疫抑制作用も有することから関節リウマチにおけるアンカードラッグとして使用される[14)15)]. また本邦において JIA に対して MTX が保険適用となっている. 海外では成人, および小児の慢性非感染性ぶどう膜炎に広く用いられて

表 5. シクロスポリンと併用禁忌の薬剤

薬　剤
タクロリムス
ピタバスタチン
ロスバスタチン
ボセンタン
アリスキレン
アスナプレビル
バニプレビル

いるが本邦においては 2021 年 12 月現在, 成人, および小児非感染性ぶどう膜炎に対して適用外使用となっている.

1. 作用機序

MTX は葉酸代謝拮抗薬であり dihydrofolate reductase を競合的に阻害し, 還元型葉酸への変換を抑制することでプリン合成を抑制する. またピリミジン合成に必要な dUTP から dTMP への変換を阻害することで DNA 合成を抑制する[1)2)].

2. 投与法と副作用[14)]

本邦の慢性関節リウマチにおける MTX 診療ガイドラインでは, 通常週 6 mg で開始, 効果不十分であれば 4 週ごとに週 2 mg 増量と記載されている[14)]. また高齢者や肺病変を有する症例, 腎機

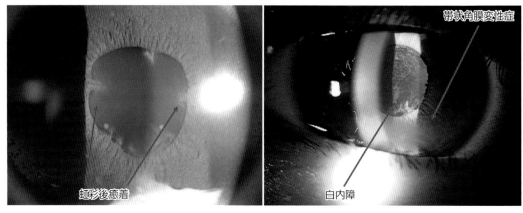

図 3. 若年性慢性虹彩毛様体炎の眼合併症　　　　a｜b
　　a：虹彩後癒着を認める.
　　b：帯状角膜変性症と白内障を認める.

能低下例等, 副作用危険因子を有する場合は週 4 mg 以下で開始することを推奨している. 本邦では成人の使用量は最大 16 mg/週と定められている.

　副作用は軽症なものとして胃腸障害, 口内炎, 脱毛, 肝機能障害があり MTX 併用中のアルコール摂取は減量・中止することが望ましい. 重篤なものとして間質性肺炎, 骨髄抑制(腎機能低下例では要注意)等がある(表 4)[14]. 特に高齢者に MTX を投与する場合, 間質性肺炎を誘発する恐れがあり投与は慎重に行う. 間質性肺炎や呼吸器合併症が疑われる症例では経皮的酸素飽和度, 胸部高分解能 CT, 間質性肺炎血清マーカー(KL-6/SP-D), βD グルカン, 抗 MAC-GPL IgA 抗体測定等を考慮する[14]. その他に MTX 長期投与例では感染症に加えて, びまん性大細胞型 B リンパ腫(DLBCL)に代表されるリンパ増殖性疾患の発症が増加することが知られており注意を要する[16]. 投与禁忌として重症感染症, B 型または C 型の急性・慢性活動性ウイルス性肝炎, 肝硬変, 腎不全, 骨髄抑制, リンパ増殖性疾患, 胸水・腹水貯留, 妊婦, 授乳婦, MTX 過敏症が挙げられる[14].

　成人では MTX による副作用予防目的で, 通常, 葉酸製剤(フォリアミン®)が用いられ, 週 1 回(MTX 投与後 24〜48 時間後)5 mg/週で服用する. MTX 投与中のモニタリングとして肝酵素, 腎機能等を含めた血液一般検査を 4 週ごと, 胸部 X 線検査を 6〜12 か月ごとに行う.

小児非感染性性ぶどう膜炎に対する免疫抑制薬の導入

　小児の非感染性ぶどう膜炎に対する治療も成人と同様に眼内の炎症を速やかに消炎させ視機能障害に繋がるさまざまな眼合併症の発生・進行を抑制することが重要となる[6)7)17)]. 小児の非感染性ぶどう膜炎の原因疾患として, 海外では JIA 関連ぶどう膜炎や中間部ぶどう膜炎が多くみられるが, 本邦では若年性慢性虹彩毛様体炎(juvenile chronic iridocyclitis：JCI)(図 3), サルコイドーシス, 尿細管間質性腎炎ぶどう膜炎(tubulointer-stitial nephritis and uveitis：TINU)症候群等の頻度が高い[18)〜21)]. 特に JIA 関連ぶどう膜炎を含めた JCI の症例では前眼部炎症の遷延により帯状角膜変性症, 虹彩後癒着, 白内障が進行し視力障害を生じやすい[1)6)7)]. また慢性炎症に対してステロイド点眼の長期間使用により白内障の進行やステロイド緑内障等の眼合併症にも十分な注意を要する.

　海外ではステロイド点眼回数の減量により再燃をきたす症例に対して first line の免疫抑制薬として MTX, さらに MTX 導入後もぶどう膜炎のコントロール不良例では TNF 阻害薬であるアダリムマブ等の生物学的製剤の使用が推奨されている[7)22)23)].

　本邦における JIA における MTX の使用量は 10 mg/m²/週の内服が最適とされ, 成人量使用量を超えない範囲で使用する[9)]. 小児において高頻度

でみられる副作用として消化管障害（嘔気，嘔吐，口内炎，食欲不振），肝障害が挙げられる．1回の内服量が多い場合，上記のような副作用がみられる症例ではMTX投与24〜48時間後にMTX投与量の25〜50％の葉酸製剤（フォリアミン®）を週1回食後に服用することが推奨されている．

おわりに

難治性の非感染性ぶどう膜炎に対して免疫抑制薬を導入することでステロイド薬の減量効果が期待される一方，長期使用による全身へのさまざまな影響，特に腎機能障害や感染症，悪性腫瘍等の重篤な副作用が生じる可能性がある．使用に際しては導入前のスクリーニング，免疫抑制薬の投与方法や副作用について十分に説明し，各診療科と連携を取りながら治療を行っていくことが肝要である．

文　献

1) Jabs DA, Rosenbaum JT, Foster CS, et al：Guidelines for the use of immunosuppressive drugs in patients with ocular inflammatory disorders：recommendations of an expert panel. Am J Ophthalmol, **130**：492-513, 2000.

2) Okada AA：Immunomodulatory therapy for ocular inflammatory disease：A basic manual and review of the literature. Ocul Immunol Inflamm, **13**：335-351, 2005.

3) Kim EC, Foster CS：Immunomodulatory therapy for the treatment of ocular inflammatory disease：Evidence-based medicine recommendations for use. Int Ophthalmol Clin, **46**：141-164, 2006.

4) 慶野　博：眼科における免疫抑制剤．眼科，**54**：53-62，2012.

5) Jabs DA, Nussenblatt RB, Rosenbaum JT：Standardization of uveitis nomenclature for reporting clinical data. Results of the First International Workshop. Am J Ophthalmol, **140**：509-516, 2005.

6) Heiligenhaus A, Michels H, Schumacher C, et al：Evidence-based, interdisciplinary guidelines for anti-inflammatory treatment of uveitis asso-

7) Hawkins MJ, Dick AD, Lee RJ, et al：Managing juvenile idiopathic arthritis-associated uveitis. Surv Ophthalmol, **61**：197-210, 2016.

8) 日本肝臓学会肝炎診療ガイドライン作成委員会：B型肝炎治療ガイドライン（第3.4版），2021年5月．
https://www.jsh.or.jp/medical/guidelines/jsh_guidlines/hepatitis_b

9) 一般社団法人日本リウマチ学会小児リウマチ調査検討小委員会編集：若年性特発性関節炎　初期診療の手引き2015年版（改訂第1版），メジカルビュー社，2015.

10) 後藤　浩，川島秀俊，岡田アナベルあやめほか：非感染性ぶどう膜炎におけるネオーラル®の安全使用マニュアル，2013年版．

11) 渡井　至：免疫抑制法とTDM 免疫抑制薬TDMの重要性．臨床泌尿器科，**69**：1153-1164, 2015.

12) 南場研一：シクロスポリン（ネオーラル）．あたらしい眼科，**34**：489-492，2017.

13) 君川正昭，関島光裕，安藤哲朗ほか：腎移植におけるネオーラルの投与法と血中濃度モニタリング食前投与と食後投与の比較．今日の移植，**15**：600-602，2002.

14) 日本リウマチ学会MTX診療ガイドライン策定小委員会編：関節リウマチ治療におけるMTX診療ガイドライン2016年改定版．羊土社，2016.

15) Favalli WG, Biggioggero M, Meroni PL：Methotrexate for the treatment of rheumatoid arthritis in the biologic era：still an"anchor"drug? Autoimmun Rev, **13**：1102-1108, 2014.

16) Harigai M：Lymphoproliferative disorders in patients with rheumatoid arthritis in the era of widespread use of methotrexate：A review of the literature and current perspective. Mod Rheumatol, **28**：1-8, 2018.
Summary　関節リウマチ患者におけるメトトレキサート関連リンパ増殖性疾患の総説．

17) 一般社団法人日本リウマチ学会小児リウマチ調査検討小委員会，ぶどう膜炎ワーキンググループ：小児非感染性ぶどう膜炎　初期診療の手引き2020年版，羊土社，2020.

18) Smith JA, Mackensen F, Sen HN, et al：Epidemiology and course of disease in childhood uveitis. Ophthalmology, **116**：1544-1551, 2009.

19) 合田千穂，小竹　聡，笹本洋一ほか：北海道大学

眼科における小児ぶどう膜炎の臨床統計. 臨床眼科, **49**：1595-1599, 1995.

20）早川宏一, 神 大介, 佐藤徳子ほか：小児および若年者ぶどう膜炎の統計的検討. 臨床眼科, **62**：707-710, 2008.

21）Keino H, Watanabe T, Taki W, et al：Clinical features of uveitis in children and adolescents at a tertiary referral centre in Tokyo. Br J Ophthalmol, **101**：406-410, 2017.

22）Sood AB, Angeles-Han ST： An Update on Treatment of Pediatric Chronic Non-Infectious Uveitis. Curr Treatm Opt Rheumatol, **3**：1-16, 2017.

23）Constantin T, Foeldvari I, Anton J, et al：Consensus-based recommendations for the management of uveitis associated with juvenile idiopathic arthritis： the SHARE initiative. Ann Rheum Dis, **77**：1107-1117, 2018.

MB OCULI. No. 111 : 51－59, 2022

特集／基本から学ぶ！ぶどう膜炎診療のポイント

ぶどう膜炎に対する生物学的製剤

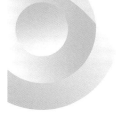

髙瀬　博*

Key Words： 非感染性ぶどう膜炎(non-infectious uveitis)，生物学的製剤(biological drugs)，TNF 阻害薬(TNF inhibitors)，結核(tuberculosis)，眼内リンパ腫(intraocular lymphoma)，新型コロナウイルス感染症(COVID-19)

Abstract：近年，非感染性ぶどう膜炎の治療にはファーストラインのステロイド薬に続き，免疫抑制薬，生物学的製剤等のステロイド代替薬を使用することが推奨される．我が国ではインフリキシマブ，アダリムマブの 2 つの TNF 阻害薬がぶどう膜炎に対して保険適用された生物学的製剤であり，その有効性は広く知られるものとなっている．しかし，生物学的製剤は潜在的な感染症の再活性化や，感染性ぶどう膜炎や眼内悪性腫瘍の増悪等の危険をはらむため，その使用に際しては慎重な症例の選択と全身スクリーニングが要求される．特に，結核や梅毒等の全身感染症については，生物学的製剤導入前のみならず，ステロイド薬や免疫抑制薬の治療開始に先立つぶどう膜炎の初期診断の際に行うべきである．生物学的製剤は，COVID-19 流行下においても，感染リスクが低くぶどう膜炎治療を必要とする患者に対しては導入を検討すべきと考えられる．

はじめに

　ぶどう膜炎は感染性，非感染性疾患に大別されるが，非感染性ぶどう膜炎はその多くが慢性的な経過を辿り長期的な治療を要する．また，その治療薬としてはステロイド薬がファーストラインの治療薬となることが多いが，その長期投与はしばしば局所または全身の副作用を生じるため，ステロイド薬単剤による長期的な疾患活動性のコントロールは時に困難を伴う．また，中用量以上のステロイド薬投与によっても炎症コントロールや炎症発作の抑制が困難な症例も数多く存在する．これに対して，近年では免疫抑制薬や生物学的製剤が眼科領域においても多く用いられるようになってきており，その治療効果およびステロイド減量

効果が広く知られつつある．本稿では，ぶどう膜炎に対して用いられる生物学的製剤について，現在我が国で保険収載されている 2 種類の腫瘍壊死因子(tumor necrosis factor：TNF)阻害薬を中心に，その適応と使用に際する注意点等について概説する．

炎症性疾患と生物学的製剤

　これまでにさまざまな炎症性疾患の臨床検体や疾患動物モデルを用いた基礎研究により，生体内における炎症の発生および調節に重要な種々の免疫細胞とそれらが産生する物質であるサイトカインが同定されてきた．ぶどう膜炎においては，実験的自己免疫性ぶどう膜炎の研究においてインターフェロン(IFN)γ，インターロイキン(IL)-1，IL-6，IL-12，IL-17A，IL-23，そして TNFα 等の重要性が明らかとなっており，これらはぶどう膜炎患者の眼局所または末梢血検体等においても

* Hiroshi TAKASE，〒113-8519　東京都文京区湯島 1-5-45　東京医科歯科大学医歯学総合研究科眼科学，病院教授

その発現が報告されている．同時に，これらを制御することで病態をコントロールする試みが数多く行われ，IFNγのように中和することでよりぶどう膜炎が悪化するものや，TNFαのように中和することでぶどう膜炎を抑制できるもの等，それぞれの分子に対する抑制効果もまた明らかとなってきた[1]．

これらのサイトカインを特異的に中和する分子は生体内に生理的に存在するが，それらを細胞培養や遺伝子組み換え技術を用いて治療薬としたものが生物学的製剤である．現在，サイトカイン，サイトカイン受容体，免疫細胞を標的とした数多くの生物学的製剤が実用化され，さまざまな炎症性疾患に適応となっている．ぶどう膜炎へのかかわりが報告されているものを抜粋し，表1に示す．TNF阻害薬は，TNFαを中和する抗体製剤が4種類（インフリキシマブ，アダリムマブ，ゴリムマブ，セルトリズマブ・ペゴル），可溶性TNF受容体が1種類（エタネルセプト）があり，それぞれ関節リウマチに適応となっている他，抗体製剤は乾癬や炎症性腸疾患等に適応がある．

その他，ぶどう膜炎とのかかわりが報告されており，我が国において他の炎症性疾患で保険適用されている生物学的製剤には，抗IL-1β抗体のカナキヌマブ，IL-6受容体に対するモノクローナル抗体であるトシリズマブ，サリルマブ，抗IL-17Aモノクローナル抗体であるセクキヌマブ等，数多くのものがある（表1）．これらのなかには，適応外ではあるがぶどう膜炎に対する有用性が報告されているものもあり，特に抗IL-6抗体であるトシリズマブは，ぶどう膜炎による難治性黄斑浮腫[2]や，若年性特発性関節炎に関連するぶどう膜炎に対する有効性[3]等が報告されている．一方で，ぶどう膜炎の発症リスクを増加する可能性がある薬剤についても報告が散見され[4)5)]，生物学的製剤使用中の患者にぶどう膜炎が発症した際には，薬剤との関連にも検討するべきであると考えられる．

TNF阻害薬とぶどう膜炎

非感染性ぶどう膜炎に対して現在我が国で保険適用となっている薬剤は，TNF阻害薬であるインフリキシマブ（商品名：レミケード®）とアダリムマブ（商品名：ヒュミラ®）の2剤である（表2）[6]．

インフリキシマブは，2007年にベーチェット病による難治性網膜ぶどう膜炎に認可され，従来高い確率で失明に至る疾患であったベーチェット病によるぶどう膜炎の視力予後を劇的に改善させた薬剤である[7]．ヒトTNFα特異的なマウスモノクローナル抗体の可変領域と，ヒトIgG1の定常領域からなるキメラ型抗体である．5 mg/kgを2時間以上かけて点滴静注し，初回投与後，2週間後と6週間後，以後は8週間隔で投与する．

アダリムマブは，2016年にぶどう膜炎に対して認可された．完全ヒト型の抗TNFモノクローナル抗体である．国際共同治験により，活動性および非活動性の非感染性ぶどう膜炎に対する有効性が示された[8)~10)]．初回に80 mgを皮下注射し，1週間後に40 mgを皮下注射，以後は2週間隔で40 mgの皮下注射を行う．自己注射が可能な薬剤である．眼科領域における適応は，既存治療で効果不十分な非感染性の中間部，後部，または汎ぶどう膜炎である．

これら2剤の生体内における作用機序には，可溶性TNFαの中和，TNFαと標的細胞のTNF受容体の解離，TNFα産生細胞の障害が知られている．

現在，ベーチェット病網膜ぶどう膜炎に対してはインフリキシマブとアダリムマブの2剤が使用可能な薬剤として選択肢に挙がることとなるが，その使い分けに関しては一定のコンセンサスは得られていない．薬剤の選択については，それぞれの特性，個々の患者への治療反応性，患者の社会的状況等を鑑みつつ，十分な相談のうえで決定していく必要がある．

表 1. 我が国で用いられる主な生物学的製剤の種類とぶどう膜炎

標的分子	一般名	製品名	主な適応症	ぶどう膜炎に対する有効性の主な報告	ぶどう膜炎に対するリスクの主な報告
TNFα	インフリキシマブ	レミケード	関節リウマチ, 乾癬, 強直性脊椎炎, ベーチェット病（腸管型, 神経型, 血管型, 難治性網膜ぶどう膜炎）, クローン病, 潰瘍性大腸炎	ベーチェット病網膜ぶどう膜炎に有効(Ohno, 2019) 非感染性ぶどう膜炎に有効(Kruh, 2014)	
	アダリムマブ	ヒュミラ	関節リウマチ, 乾癬, 強直性脊椎炎, 若年性特発性関節炎, 腸管型ベーチェット病, クローン病, 潰瘍性大腸炎, 非感染性ぶどう膜炎	非感染性ぶどう膜炎に有効(Nguyen, 2016；Jaffe 2016；Suhler, 2018)	
	ゴリムマブ	シンポニー	関節リウマチ, 潰瘍性大腸炎	若年性特発性関節炎関連ぶどう膜炎に有効(Lanz, 2021)	
	セルトリズマブ・ペゴル	シムジア	関節リウマチ, 尋常性乾癬, 関節症性乾癬, 膿疱性乾癬, 乾癬性紅皮症	妊娠中のぶどう膜炎への有効性と安全性(Prieto-Peña, 2021) 体軸性関節炎患者の前部ぶどう膜炎の頻度減少(van der Horst-Bruinsma, 2020)	
	エタネルセプト	エンブレル	関節リウマチ, 若年性特発性関節炎	MTX抵抗性のJIA関連ぶどう膜炎に有効(Saeed, 2014)	JIA患者におけるぶどう膜炎発症リスク増加の可能性(Davies, 2020) 強直性脊椎炎患者のAAU発症リスクが他のTNF阻害薬より高い(Ahn, 2022)
IL-1β	カナキヌマブ	イラリス	家族性地中海熱, 若年性特発性関節炎, クリオピリン関連周期熱症候群, 高IgD症候群	ベーチェット病ぶどう膜炎に有効(Fabiani, 2017) 治療抵抗性の小児ぶどう膜炎に対する有効性(Brambilla, 2016)	
IL-6受容体	トシリズマブ	アクテムラ	関節リウマチ, 若年性特発性関節炎, 成人スチル病, サイトカイン放出症候群, 巨細胞性動脈炎, 高安動脈炎, キャッスルマン病	ぶどう膜炎による黄斑浮腫に有効(Leclercq, 2021) JIA関連ぶどう膜炎に有効な可能性(Ramanan, 2020)	
	サリルマブ	ケブザラ	関節リウマチ	後部ぶどう膜炎, 黄斑浮腫に有効な可能性(Heissigerová, 2019)	
IL-17A	セクキヌマブ	コセンティクス	乾癬, 強直性脊椎炎, X線基準を満たさない体軸性脊椎関節炎	非感染性ぶどう膜炎のステロイド代替治療として有効(Letko, 2015)	脊椎関節炎患者への使用により前部ぶどう膜炎発症リスクを増加(Lindström, 2021)
IL-23	グセルクマブ	トレムフィア	乾癬, 掌蹠膿疱症		サルコイドーシスぶどう膜炎増悪の可能性(Thomas, 2020)
IL-12/23p40	ウステキヌマブ	ステラーラ	乾癬, クローン病, 潰瘍性大腸炎	クローン病関連ぶどう膜炎の有効性の報告(Chateau, 2020)	強膜ぶどう膜炎発症に関与の可能性(Godwin, 2022)
CD20	リツキシマブ	リツキサン	悪性リンパ腫, リンパ性白血病, B細胞性リンパ増殖性疾患, ネフローゼ症候群, 血小板減少性紫斑病, 全身性強皮症	治療抵抗性のJIA関連ぶどう膜炎に有効な可能性(Miserocchi, 2016) 慢性再発性のVogt-小柳-原田病に有効(Abu El-Asrar, 2020)	
CTLA-4	アバタセプト	オレンシア	関節リウマチ, 若年性特発性関節炎	小児特発性ぶどう膜炎に有効との報告(Marrani, 2015) JIA関連ぶどう膜炎に対するTNF阻害薬への相加効果(Birolo, 2016)	

TNF：tumor necrosis factor, IL：interleukin, CD：cluster of differentiation, CTLA：cytotoxic T-lymphocyte associated antigen, MTX：メトトレキサート, JIA：若年性特発性関節リウマチ, AAU：急性前部ぶどう膜炎, 下線：眼科における保険適用

表 2. 非感染性ぶどう膜炎に用いられる TNF 阻害薬

一般名	インフリキシマブ	アダリムマブ
商品名	レミケード	ヒュミラ
製　剤	キメラ型抗 TNF モノクローナル抗体	ヒト型抗 TNF モノクローナル抗体
作用機序	TNFα の中和 TNFα と標的細胞受容体の乖離 TNFα 産生細胞の障害	
用　法	点滴静注	皮下注射
投与間隔	8 週間	2 週間(自己注射可)
適応疾患	既存治療で効果不十分なベーチェット病難治性網膜ぶどう膜炎	既存治療で効果不十分な非感染性の中間部，後部，または汎ぶどう膜炎

(文献 6 より許可を得て引用，改変)

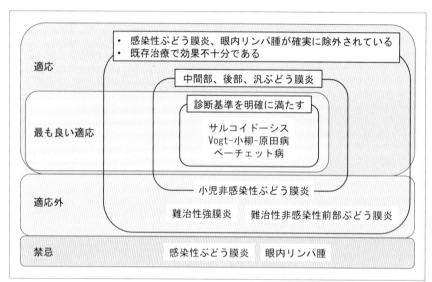

図 1.
アダリムマブの適応病態と
禁忌疾患
アダリムマブを用いる対象としては，禁忌である感染性ぶどう膜炎と眼内リンパ腫が確実に除外された非感染性ぶどう膜炎であることが必須であり，そのなかで既存治療で効果不十分な中間部，後部，汎ぶどう膜炎が適応となる．なかでもサルコイドーシス等，診断基準を明確に満たす非感染性ぶどう膜炎は，良い適応といえる．小児の非感染性ぶどう膜炎，難治性の強膜炎や非感染性前部ぶどう膜炎は適応外であり，その使用には慎重な検討を要する．
(文献 11 より許可を得て引用)

ぶどう膜炎におけるアダリムマブの適応と禁忌

インフリキシマブの適応がベーチェット病網膜ぶどう膜炎に限られる一方，アダリムマブの適応は非感染性ぶどう膜炎と広く，非感染性ぶどう膜炎と推定される分類不能例も数多く含まれることとなる．そのため，アダリムマブの使用に際しては，ぶどう膜炎の原因診断および感染症，眼内リンパ腫等の除外診断は慎重かつ徹底的に行われる必要がある．

アダリムマブの最も良い適応疾患は，診断基準やその臨床像が明らかなサルコイドーシス，Vogt-小柳-原田病,ベーチェット病等である(図1)[11]．

また，保険適用外ではあるが，若年性特発性関節炎に伴うぶどう膜炎[12]や難治性強膜炎[13]にアダリムマブが有効との報告も散見される．

一方，アダリムマブが禁忌となる代表的な疾患とその特徴を表3に示す．全身的な感染症に伴う感染性ぶどう膜炎の除外については，アダリムマブの検討に至るより以前のぶどう膜炎診断の初期クリーニングの段階で除外する必要がある．梅毒とヒト T 細胞白血病ウイルス 1 型(human T-cell leukemia virus type 1：HTLV-1)はしばしば非特異的なぶどう膜炎像を呈するため臨床像からは診断を推定することが困難な場合があるが，これらの感染の有無は血清学的検査により高い精度で確

表 3. TNF 阻害薬の導入に際して除外すべき後部および
汎ぶどう膜炎とその特徴

疾患名	疾患の特徴				
	片眼性	肉芽腫性	網膜白色病変	網膜動脈炎	硝子体混濁
結核性ぶどう膜炎	△	○	○	△	○
梅毒性ぶどう膜炎	△	△	△	△	△
後天性眼トキソプラズマ症	○	○	○	○	○
サイトメガロウイルス網膜炎	△	○	○	○	×
眼内リンパ腫(硝子体混濁型)	△	△	×	×	○

○特徴的である，△時にみられる，×通常ない

（文献 11 より許可を得て引用，改変）

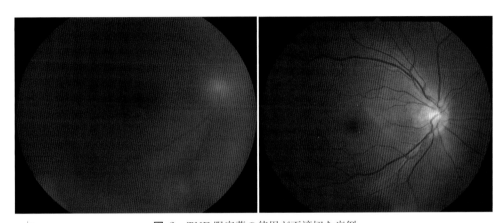

a | b

図 2. TNF 阻害薬の使用が不適切な症例
右眼のびまん性硝子体混濁(a)で紹介された．網膜に病変はなく，全身検索にて原因疾患を特定できなかった．トロアムシノロンアセトニドの後部テノン嚢下注射の約 1 か月後には硝子体混濁は完全に消退したが(b)，約 2 か月後に同様の硝子体混濁が再発した．硝子体生検を施行したところ，病理細胞診断により眼内リンパ腫と診断された．メトトレキサート(MTX)硝子体注射と全身化学療法(HD-MTX)により寛解したが，5 年後に中枢神経系悪性リンパ腫を発症した．

（文献 11 より許可を得て引用）

認することができるため，スクリーニング検査に含めることが望ましい．結核のスクリーニングは，サルコイドーシスとの鑑別診断の意味でも重要であり，胸部画像検査に加え，ツベルクリン反応とインターフェロンγ放出試験（クオンティフェロン® TB ゴールドまたは T スポット® TB）の両者を行うことで感度，特異度を高めることができる．後天性眼トキソプラズマ症やサイトメガロウイルス網膜炎は，その特徴的な眼底所見に加え，片眼性，肉芽腫性，網膜動脈炎の存在等により疑い，血清学的検査（トキソプラズマ IgG, IgM, サイトメガロウイルス抗原血症）に加え，眼内液を用いた PCR が診断に有用である．

眼内リンパ腫は，網膜病変を欠く硝子体混濁のみのもの，または眼底透見不能なほど濃厚な硝子体混濁の場合も，その診断には硝子体液を用いた検査が必須となる．眼内リンパ腫を疑い硝子体生検に至る症例の特徴としては，全身または局所に対するステロイド治療によって一時的に反応するもののすぐに再発するもの[11]（図 2），硝子体混濁の強さに比して前眼部や眼底の炎症所見を欠く等が挙げられる．ステロイド薬の全身投与がすでに行われている場合は，中止後 2 週間以降の硝子体生検が望ましい．

表 4.　TNF 阻害薬の使用に関する医師および医療施設の条件

医師基準：以下を全て満たすもの
- 日本眼科学会の定める眼科専門医でる
- 日本眼炎症学会の会員である
- ぶどう膜炎の診療に十分な経験のある眼科医である
- 日本眼炎症学会の定めるeラーニングで講習を修了している

施設基準（導入施設）
ぶどう膜炎治療に TNF 阻害薬を導入する施設は，以下の要件を満たすものとする．導入施設として登録した施設は，維持療法の施行も認められる．
- 日本眼炎症学会に登録された施設である
- 重篤な副作用の発現などに対する定期的な検査や，投与時に急速に発症する可能性のある副作用に迅速に対応できる
- 呼吸器疾患，感染性疾患について対応が十分可能である
- TNF 阻害薬の使用に精通した内科医との連携ができる

施設基準（維持施設）
TNF 阻害薬導入後に良好なコントロールが得られており，かつ感染症を含めた副作用の発現がみられていない症例に限り，維持療法施設において TNF 阻害薬の使用を行っても良い
- 日本眼炎症学会に登録された施設である
- 日常診療において，導入施設との連携が的確に行われている
- 緊急時には導入施設と連携し，迅速な対応が可能である
- 維持療法施設での治療開始後も，導入施設において定期的な経過観察を並行して実施可能である

（文献 6，14 より引用）

TNF 阻害薬導入にあたっての準備と注意点

インフリキシマブが，ベーチェット病にその適応が限られ，点滴静注が必要なことに比べ，対象が非感染性ぶどう膜炎と広く，皮下注射により投与するアダリムマブは比較的安易に導入される可能性があるとの危惧から，日本眼炎症学会 TNF 阻害薬使用検討委員会が立ち上げられ「非感染性ぶどう膜炎に対する TNF 阻害薬使用指針および安全対策マニュアル」が 2017 年に作成，2019 年に改訂された[14]．

ここでは，インフリキシマブ，アダリムマブを含めた TNF 阻害薬が適正かつ安全に使用されることを目的に医師基準と施設基準が示されており，眼科専門医であること，日本眼炎症学会会員であること，eラーニングによる TNF 阻害薬に関する知識の習得等が求められている（表 4）．

導入前のスクリーニング検査についても表 5 の如く示されており，なかでも結核と B 型肝炎の除外の重要性が強調されている．結核の既感染または陳旧性結核や潜在性結核が疑われる患者については，リスク・ベネフィットを慎重に検討したうえで TNF 阻害薬の導入を考慮する．TNF 阻害薬導入の際には呼吸器内科医と十分に相談のうえで抗結核治療あるいはイソニアジドの予防内服を行い，呼吸器内科における定期的なフォローアップを受ける必要がある．ここで問題となるのは，多くの場合で TNF 阻害薬導入の時点ですでにステロイド薬や免疫抑制薬の全身投与が一定期間行われていることであり，それによりツベルクリン反応やインターフェロンγ放出試験が偽陰性となる可能性があることを念頭に置いて経過観察すべきである．またそれゆえに，前項で述べた診断時のスクリーニング検査で結核を含めた感染症の除外に努めることが重要であるといえる．また，B 型肝炎ウイルスのキャリアに TNF 阻害薬を含む免疫抑制薬を投与すると，ウイルスの活性化により劇症肝炎を生じる可能性がある．そのため，日本肝臓学会の「免疫抑制・化学療法により発症する B 型肝炎対策ガイドライン」[15]に則り，B 型肝炎に対するスクリーニングは全例で必ず行い，HBs 抗原陽性者に対する拡散アナログの投与，HBs 抗原陰性だが HBc 抗体または HBs 抗体陽性者に対する核酸アナログ予防投与または HBV-DNA の定期モニタリング等について，肝臓疾患を専門とする内科医に相談する必要がある．

表 5. TNF 阻害薬導入前スクリーニングチェックリスト

インフォームドコンセント・問診
□パンフレット説明・同意
□腫瘍の既往
□心不全の既往
□感染症の既往
□結核患者との接触歴
□妊娠の有無・挙児希望の有無
治療前スクリーニング検査：血液・尿一般
□WBC
□リンパ球数
□CRP
□KL-6(MTX 併用時に必須)
□抗核抗体
□尿一般
治療前スクリーニング検査：感染症関連
□HBs 抗原
□HBs 抗体
□HBc 抗体
□HCV 抗体
□HIV 抗体
□血中 β-D グルカン
□梅毒(RPR, TPHA)
治療前スクリーニング検査：結核検査
□ツベルクリン反応
□インターフェロン-γ 遊離試験(クオンティフェロン® TB ゴールド, T スポット® TB 等)
□胸部 X 線, 胸部 CT
内科医との連携
□投与開始前受診

(文献 14 より許可を得て引用)

その他，TNF 阻害薬は脱髄疾患を再燃または悪化させ，時に新たに発現させる恐れがあることを念頭に置く必要がある[16].

新型コロナウイルス禍における
ぶどう膜炎患者と生物学的製剤

新型コロナウイルス感染症(COVID-19)が未だ蔓延している現在，ワクチン接種や COVID-19 患者との濃厚接触，そして COVID-19 に罹患した際の生物学的製剤の使用は，ぶどう膜炎患者および眼科医双方における大きな関心事である．日本臨床免疫学会からは，生物学的製剤の投与を受けている患者が COVID-19 に罹患した際に特に重症化するという報告は中国，欧米等から報告されていないこと，免疫療法の自己中断は原疾患の病状悪化をきたす可能性があるため避けること等が啓発されている[17].

また，ぶどう膜炎専門家からなる国際グループからは，COVID-19 が疑われる，または罹患したぶどう膜炎患者に対しては，生物学的製剤を含む免疫抑制治療の導入は避けること，すでに導入されているものについては減量，中止すること，局所ステロイド治療が推奨されること等の国際コンセンサスが提唱されている[18].

これらのことから，COVID-19 患者または疑い患者においては免疫抑制治療の中止が必要となるが，感染またはその疑いがない患者に対しては，従来通り TNF 阻害薬は必要に応じて検討されるべきであると考えられる．

おわりに

ぶどう膜炎診療における生物学的製剤の使用と注意点について概説した．

ぶどう膜炎の治療において，2 種類の TNF 阻害

薬のもたらした恩恵は絶大である．しかし同時に，これらの薬剤の有効性が及ばない難治例の存在が，より浮き彫りになりつつある．そのような難治症例に対しては，海外諸国で検討されているような他の生物学的製剤への切り替えや，ぶどう膜炎以外の炎症性疾患で可能になっている TNF 阻害薬の増量や投与期間の短縮等の選択肢が切望される．今後，ぶどう膜炎領域においても，より幅広い治療選択肢が得られる日が来ることを期待したい．

また，現在インフリキシマブとアダリムマブは，それぞれにバイオ後発品(バイオシミラー)と呼ばれる後発医薬品が登場しており，それぞれオリジナル製品と同様にぶどう膜炎に対する適応も承認されている．これにより，眼科領域における生物学的製剤の1つの敷居であった価格が下がることとなり，これまで経済的理由で治療導入に至らなかった患者等に使用される可能性がある．しかし，バイオシミラーは一般のジェネリック医薬品と異なり，その分子構造の複雑さと製造工程の違いにより完全な同一成分の薬剤とはなり得ず，代わりに同等，同質な薬剤であることが検証された薬剤であるとされる[19]．そのため，従来品で制御されていたぶどう膜炎が必ず同一の薬効でコントロールできるかは現段階では不明であり，切り替えの際には慎重な経過観察が必要と考えられる．

文 献

1) Horai R, Caspi RR：Cytokines in autoimmune uveitis. J Interferon Cytokine Res, **31**：733-744, 2011.
   Summary 実験ぶどう膜炎のデータから，非感染性ぶどう膜炎を制御する分子群について包括的にわかりやすく示した総説．

2) Leclercq M, Andrillon A, Maalouf G, et al：Anti-Tumor Necrosis Factor α versus Tocilizumab in the Treatment of Refractory Uveitic Macular Edema：A Multicenter Study from the French Uveitis Network. Ophthalmology, **129**：520-529, 2022.

3) Ramanan AV, Dick AD, Guly C, et al：Tocilizumab in patients with anti-TNF refractory juvenile idiopathic arthritis-associated uveitis (APTITUDE)：a multicentre, single-arm, phase 2 trial. Lancet Rheumatol, **2**：e135-e141, 2020.

4) Ahn SM, Kim M, Kim YJ, et al：Risk of Acute Anterior Uveitis in Ankylosing Spondylitis According to the Type of Tumor Necrosis Factor-Alpha Inhibitor and History of Uveitis：A Nationwide Population-Based Study. J Clin Med, **11**：631, 2022.

5) Lindström U, Bengtsson K, Olofsson T, et al：Anterior uveitis in patients with spondyloarthritis treated with secukinumab or tumour necrosis factor inhibitors in routine care：does the choice of biological therapy matter? Ann Rheum Dis, **80**：1445-1452, 2021.

6) 高瀬　博：TNF 阻害薬．眼科，**61**：367-372, 2019.

7) Ohno S, Umebayashi I, Matsukawa M, et al：Safety and efficacy of infliximab in the treatment of refractory uveoretinitis in Behçet's disease：a large-scale, long-term postmarketing surveillance in Japan. Arthritis Res Ther, **21**：2, 2019.

8) Nguyen QD, Merrill PT, Jaffe GJ, et al：Adalimumab for prevention of uveitic flare in patients with inactive non-infectious uveitis controlled by corticosteroids(VISUAL Ⅱ)：a multicentre, double-masked, randomised, placebo-controlled phase 3 trial. Lancet, **388**：1183-1192, 2016.

9) Jaffe GJ, Dick AD, Brézin AP, et al：Adalimumab in Patients with Active Noninfectious Uveitis. N Engl J Med, **375**：932-943, 2016.

10) Suhler EB, Adán A, Brézin AP, et al：Safety and Efficacy of Adalimumab in Patients with Noninfectious Uveitis in an Ongoing Open-Label Study：VISUAL Ⅲ. Ophthalmology, **125**：1075-1087, 2018.

11) 高瀬　博：生物製剤の適正使用．眼科グラフィック，**8**：585-591，2019.

12) Ramanan AV, Dick AD, Jones AP, et al：Adalimumab plus Methotrexate for Uveitis in Juvenile Idiopathic Arthritis. N Engl J Med, **376**：1637-1646, 2017.

13) Lawuyi LE, Gurbaxani A：Refractory necrotiz-

ing scleritis successfully treated with adalimumab. J Ophthalmic Inflamm Infect, **6**：37, 2016.

14）後藤　浩, 南場研一, 蕪城俊克ほか：非感染性ぶどう膜炎に対する TNF 阻害薬使用指針および安全対策マニュアル（改訂第 2 版, 2019 年版）. 日眼会誌, **123**：697-705, 2019.
    Summary　ぶどう膜炎に対する TNF 阻害薬治療を安全に施行するために精読する必要があるマニュアル.

15）日本肝臓学会肝炎診療ガイドライン作成委員会編：B 型肝炎治療ガイドライン（第 3.4 版）. 2021.
    https://www.jsh.or.jp/lib/files/medical/guidelines/jsh_guidlines/B_v3.4.pdf

16）Zahid M, Busmail A, Penumetcha SS, et al：Tumor Necrosis Factor Alpha Blockade and Multiple Sclerosis：Exploring New Avenues. Cureus, **13**：e18847, 2021.

17）日本臨床免疫学会：新型コロナウイルス対策（COVID-19）〜免疫療法を受けている方々へ〜. 2021.
    https://www.jsci73.net/pdf/covid19_for_patients_20210205.pdf

18）Agrawal R, Testi I, Lee CS, et al：Evolving consensus for immunomodulatory therapy in non-infectious uveitis during the COVID-19 pandemic. Br J Ophthalmol, **105**：639-647, 2021.
    Summary　新型コロナウイルス禍におけるぶどう膜炎の免疫抑制治療に対する考え方がよく理解できる提言である.

19）本田真也：バイオ医薬品の製造と品質管理　バイオシミラーのより良い理解のために. ファルマシア, **54**：325-329, 2018.

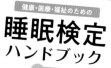
新刊

健康・医療・福祉のための

睡眠検定ハンドブック

up to date

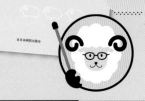

第1版発行から9年
大好評につき
約2倍のボリューム
up to date 版として
パワーアップ！

監修　日本睡眠教育機構

編著　宮崎総一郎（日本睡眠教育機構理事長中部大学生命健康科学研究所特任教授）
　　　林　光緒（広島大学大学院人間社会科学研究科教授）
　　　田中秀樹（広島国際大学健康科学部心理学科教授）

2022年5月発行　B5判398頁　定価4,950円（4,500円＋税）

睡眠研究の進歩による最新の知見や専門家ならでは
のコラムも幅広く紹介しています！
睡眠に関心をお持ちの方や医療・福祉現場に携わっ
ておられる方、睡眠について知りたいすべての方々
に、今こそご一読いただきたい必携の一冊です。

「睡眠検定」受験に向けて学習しやすい構成！

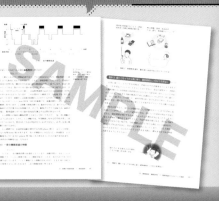

CONTENTS

詳しくはこちら

全日本病院出版会
〒113-0033 東京都文京区本郷3-16-4　Tel:03-5689-5989
www.zenniti.com　　　　　　　　　　　　　Fax:03-5689-8030

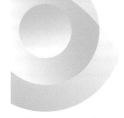

特集／基本から学ぶ！ぶどう膜炎診療のポイント

続発緑内障の治療

楠原仙太郎*

Key Words : ぶどう膜炎続発緑内障(uveitic glaucoma)，ステロイドレスポンス(steroid response)，Rho キナーゼ阻害薬(Rho kinase inhibitor)，低侵襲緑内障手術(minimally invasive glaucoma surgery)，濾過手術(filtering surgery)

Abstract : ぶどう膜炎では，急性慢性炎症・ステロイドレスポンス・房水流出路の構造障害等，多岐にわたる原因から高頻度に高眼圧症・緑内障を合併する．眼圧コントロールは点眼薬から開始することが原則であるが，ぶどう膜炎続発緑内障では Rho キナーゼ阻害薬が著効する症例があることを考慮する．点眼薬にて目標眼圧が達成できなければ迅速に手術を行う．手術は流出路再建術と濾過手術に大別され，術式選択に際しては目標眼圧・侵襲度・患者ファクターを勘案する．いずれの術式においても周術期に十分な消炎を行うことが重要である．近年広く施行されるようになった低侵襲緑内障手術に関しては今後の評価が期待される．ぶどう膜炎続発緑内障は進行が速いことから，長期的な展望で適切な治療を遅滞なく選択・施行することを心がけたい．

はじめに

ぶどう膜炎と緑内障は密接な関係にあり，ぶどう膜炎患者における続発緑内障の管理は診療の主要な部分を占めているといって良い．米国の Systemic Immunosuppressive Therapy for Eye Diseases Research(SITE)Group における検討では，非感染性ぶどう膜炎患者における高眼圧症(>21 mmHg)の発症率は 14.4%/年であったと報告されている[1]．我が国における大学病院レベルでのぶどう膜炎続発緑内障の有病率については，Kanda らが高眼圧症を呈したぶどう膜炎症例は全体の 30.6% であったと報告しており[2]，ぶどう膜炎患者では高頻度に高眼圧症・緑内障が問題となることがわかる．Moorfields Eye Hospital で 10

年前に行われた後ろ向き研究では，ぶどう膜炎における視力低下の原因の頻度は，慢性嚢胞様黄斑浮腫，黄斑瘢痕，黄斑前膜，続発緑内障の順であった[3]．しかしながら，近年の積極的な抗 TNFα 薬使用による炎症コントロールの改善と硝子体手術の低侵襲化に伴う手術成績の向上を考慮すると，ぶどう膜炎続発緑内障が今後主要な視力低下原因になってくると予想される．本稿では今後ますます重要になると思われるぶどう膜炎続発緑内障の治療について，眼圧上昇機序，薬物・手術治療，経過観察の注意点を概説する．

ぶどう膜炎での眼圧上昇機序と治療戦略

ぶどう膜炎眼における眼圧上昇機序は複数ある．すなわち，瞳孔ブロックを伴う急性閉塞隅角，瞳孔ブロックを伴わない急性閉塞隅角，慢性閉塞隅角，線維柱帯炎，ステロイドレスポンス，慢性炎症に伴う線維柱帯の構造障害等である[4][5]．ぶど

* Sentaro KUSUHARA，〒650-0017 神戸市中央区楠町 7-5-2 神戸大学大学院医学研究科外科系講座眼科学分野，講師

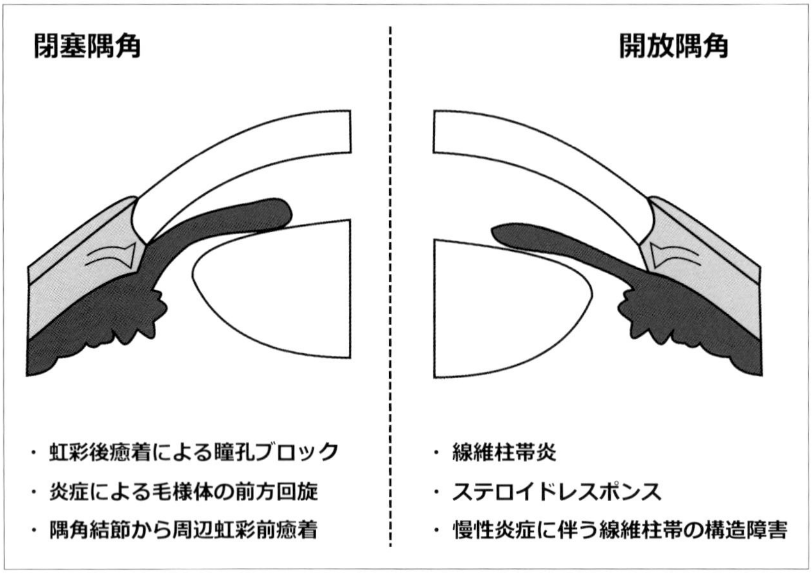

閉塞隅角	開放隅角
・虹彩後癒着による瞳孔ブロック	・線維柱帯炎
・炎症による毛様体の前方回旋	・ステロイドレスポンス
・隅角結節から周辺虹彩前癒着	・慢性炎症に伴う線維柱帯の構造障害

図 1. ぶどう膜炎における眼圧上昇機序

う膜炎続発緑内障ではいくつかの原因が合併して眼圧が上昇している場合もしばしばあるため，眼圧下降戦略を考える際には眼圧上昇機序の正確な理解が重要となる(図1).

1. 瞳孔ブロックを伴う急性閉塞隅角

フィブリンの析出を伴うような強い急性の前眼部炎症や持続する慢性炎症によって虹彩後癒着が形成され瞳孔ブロックの状態になると，膨隆虹彩(iris bombé)を伴った隅角閉塞が生じ，眼圧が著しく上昇する．この状態では緊急に瞳孔ブロックを解除する必要があることから周辺部レーザー虹彩切開や周辺虹彩切除を試みても良いが[5]，炎症がコントロールできていない状況では術後に切開・切除部位にフィブリン膜が形成され，再び瞳孔ブロックが生じることがある[6]．また，ぶどう膜炎で生じる瞳孔ブロックでは小瞳孔になっていることが多く，これをそのままにしておくとその後の眼底観察が困難になる．以上のことから，筆者の施設では瞳孔ブロックの原因となっている線維膜を物理的に除去する手術を行うことが多い．症例によっては虹彩裏面に厚い膜が広範囲に形成されていることもある．瞳孔拡大のためにはこれを丁寧に除去することになるが，癒着が強く膜と虹彩の分離が困難な場合にはリトラクター等で瞳孔を拡張させて手術を終了すると，術後の眼底観察が可能になる.

2. 瞳孔ブロックを伴わない急性閉塞隅角

Vogt-小柳-原田病や交感性眼炎等，毛様体に急性炎症が生じる疾患では，毛様体の腫脹に伴う前方回旋で隅角が閉塞することがある．この状態では確かに眼圧が上昇するが，毛様体炎症によって房水産生能も同時に低下するので軽度の眼圧上昇で済む場合が多い．そのような状態であれば原疾患の消炎を優先しながら点眼薬で様子をみることで問題ないと思われる.

3. 慢性閉塞隅角

サルコイドーシス等，隅角に丈の高い周辺虹彩前癒着(peripheral anterior synechia：PAS)が生じる疾患では慢性閉塞隅角の状態になり眼圧が上昇する．多くの場合で他の原因による眼圧上昇を合併しているので，高眼圧となった際にPASが広範囲に生じていることは稀である．したがって，薬物治療を先行して行い，それでも眼圧下降が得られなければ手術となる．病態からは濾過手術が適しているが，開放隅角部位がある一定の象限残っていれば，その部位を利用して内眼法による流出路再建術を先行して施行することもある.

4. 線維柱帯炎

Posner-Schlossman症候群やヘルペスウイルス性前部ぶどう膜炎等の急性炎症で線維柱帯に炎症が生じることが知られており，線維柱帯炎と呼ばれている．線維柱帯炎では隅角鏡では眼圧が上昇

するほどの異常所見がないにもかかわらず眼圧が著しく上昇することが特徴であり，その原因として炎症細胞やフィブリンの浸潤を伴った線維柱帯の肥厚に伴う房水の排出障害が考えられている[5]．炎症が消失すれば眼圧は下がることが多いので薬物治療で様子をみることになる．

5．ステロイドレスポンス

ステロイド（糖質コルチコイド）で眼圧が上昇することは広く知られており，ステロイドレスポンスと呼ばれている．ステロイドレスポンスについては，ステロイドの投与量，種類，頻度，投与法，投与期間，そして感受性が影響していると考えられている．SITE group の報告では，プレドニゾロン＞7.5 mg/日，ステロイド点眼 2 回/日以上，眼外のステロイド注射のいずれも眼圧上昇（＞21 mmHg）のリスクを約 2 倍上昇させることがわかっている．ステロイド硝子体内注射においても個人差が非常に大きいが中央値では約 2 倍のリスク上昇である．一方，我が国では認可されていないが，フルオロシノロンアセトニドの眼内インプラントではそのリスクは約 8 倍と非常に高くなる[1]．ステロイドによる眼圧上昇については，線維柱帯における細胞外マトリックスの増加とヒアルロニダーゼの減少によって房水流出抵抗が増大することが原因とされている[4][5]．治療については，ステロイド投与の中止は理にかなった方法であるが，永続的にステロイド中止を見込むことができる眼でなければその選択肢はなくなる．実臨床では，ほとんどの症例でステロイドの投与量を可能な限り減らしたうえで，点眼薬もしくは手術で眼圧下降を目指すことになると思われる．炎症が落ち着いている状態であれば，選択的レーザー線維柱帯形成術を試みても良いかもしれない[7]．

6．慢性炎症に伴う線維柱帯の構造障害

炎症に伴う炎症細胞・デブリス・フィブリン等の線維柱帯への浸潤が慢性的に生じると不可逆的な線維柱帯の構造障害が徐々に進行し，房水流出抵抗が増大する[4][5]．治療方針は，点眼薬，流出路再建術，濾過手術の順に試みることが一般的である．

ぶどう膜炎続発緑内障に対する点眼治療

ぶどう膜炎続発緑内障に対する点眼治療については十分なエビデンスがあるとは言い難い．それは高眼圧症・緑内障を対象とした多くの大規模臨床試験でぶどう膜炎の除外もしくは少数例のみの組み入れが行われてきたことによる．したがって，眼圧上昇を伴ったぶどう膜炎に対してどの点眼薬を用いるかについては原発開放隅角緑内障に準じて個々の眼科医で判断しているのではないかと思われる．

1．プロスタグランジン関連薬

原発開放隅角緑内障で第一選択薬とされるプロスタグランジン関連薬については，プロスタグランジンが眼内炎症や黄斑浮腫を惹起する可能性があるということでぶどう膜炎での使用を控える動きが当初はあった．しかしながら，プロスタグランジン関連薬の使用が炎症に及ぼす影響が問題にならないという研究結果がその後に報告され[8][9]，現在では必要に応じてプロスタグランジン関連薬をぶどう膜炎続発緑内障の治療に使用している眼科医が多いと思われる．ただし，プロスタグランジン関連薬はヘルペスウイルスの活性化を促すので，ヘルペスウイルス関連ぶどう膜炎での使用は控えるべきであると筆者は考える．また，プロスタグランジン関連薬の長期使用では prostaglandin-associated periorbitopathy と呼ばれる眼局所の副作用も問題になる[10]．特に，若年女性における片眼性のぶどう膜炎続発緑内障では，眼瞼溝深化，眼瞼色素沈着，眼瞼下垂等の将来生じうる整容的な副作用につき事前に十分説明し，相談しておくべきである．

2．β遮断薬・炭酸脱水酵素阻害薬

房水産生を減少させるβ遮断薬はぶどう膜炎続発緑内障の治療においても広く活用できる．しかしながら，原発開放隅角緑内障に比べて眼圧が高値となりやすいぶどう膜炎続発緑内障では，β遮断薬単独での眼圧下降では不十分になることも多い．また，サルコイドーシスでは経過中に房室ブ

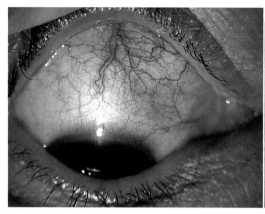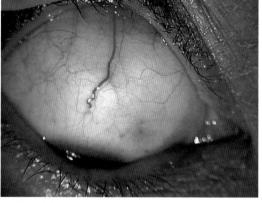

図 2. Rho キナーゼ阻害薬が著効した症例

a|b

ステロイド点眼が著効するが，その度に眼圧が上昇するとのことで紹介となった
繰り返す強膜ぶどう膜炎の症例．気管支喘息の既往あり．
　a：初診時の前眼部写真．充血が目立つ．
　b：ベタメタゾンリン酸エステルナトリウム 0.1％点眼開始後 1 か月の前眼部写真．
　　　充血はほぼ消失したが眼圧が 36 mmHg と上昇した．Rho キナーゼ阻害薬である
　　　リパスジル点眼を追加したところ 1 か月後の眼圧は 23 mmHg へと低下した．

ロックを伴う致死的な不整脈が生じることがある
ことから，β遮断薬使用の際には注意が必要であ
る．炭酸脱水酵素阻害薬については β遮断薬との
合剤として使用することが多いと思われる．炭酸
脱水酵素阻害薬は角膜内皮細胞数が減少している
症例では角膜浮腫の発現が増加するリスクがある
ため，サイトメガロウイルス虹彩毛様体炎等，角
膜内皮細胞数が減少するぶどう膜炎では慎重に使
用するべきである．

3．アドレナリンα2 受容体作動薬

アドレナリンα2 受容体作動薬であるブリモニ
ジンは正常眼圧緑内障では眼圧非依存的な神経保
護作用を有することがわかっており[11]，視野進行
が速い傾向にあるぶどう膜炎続発緑内障では積極
的に使用したい薬剤である．ただ，頻度は低いが
ブリモニジン点眼で肉芽腫性前部ぶどう膜炎が生
じることが報告されており注意が必要である[12)13]．

4．Rho キナーゼ阻害薬（ROCK 阻害薬）

Rho キナーゼ阻害薬（ROCK 阻害薬）は線維柱
帯-シュレム管を介する主流出路に直接作用する
薬剤であり，線維柱帯路の細胞骨格のリモデリン
グと細胞外マトリックスの産生・集合を抑制する
ことにより房水流出を促進する作用がある[14]．
ROCK 阻害薬であるリパスジルとぶどう膜炎続
発緑内障との相性は良く，線維柱帯路に不可逆的

な変化が生じる前であれば強力な眼圧下降作用が
期待できる（図 2）[15)16]．リパスジル点眼では一過
性の充血が問題となるが，その他の副作用は一般
的に軽微である[14]．

ぶどう膜炎続発緑内障に対する手術

薬物治療で十分な眼圧下降が得られない場合に
は速やかに手術を行う必要がある．術前の十分な
消炎が非常に重要であるが，活動性炎症期に手術
を行わざるを得ない場合もあり，臨機応変な対応
が求められる．原発緑内障ではレーザー治療とい
う選択があるが，ぶどう膜炎続発緑内障では多く
の場合に観血的手術が優先して施行されている現
状がある．ぶどう膜炎続発緑内障の手術成績が良
くないことは古くから知られているが[17]，近年に
なり広く普及している低侵襲緑内障手術（mini-
mally invasive glaucoma surgery：MIGS）や従来
の術式の改良によって手術に対する考え方が変
わっていくかもしれない．

1．レーザー治療

ぶどう膜炎続発緑内障とレーザー治療の相性は
良くない．例えば，Nd：YAG レーザーを用いて
iris bombé の治療を行った報告では，その半数以
上で十分な効果が得られていない[6]．選択的レー
ザー線維柱帯形成術については眼内炎症を惹起す

表 1. ぶどう膜炎続発緑内障に対する主な流出路再建術の成績

術 式	症例数	デザイン	対 象	成 績	文献番号
ビスコカナロストミー	11眼	後ろ向き研究	ぶどう膜炎続発緑内障	眼圧 6～21 mmHg の割合が術後 48 か月で 91%	22
深層強膜切除術	20眼	後ろ向き研究	ぶどう膜炎続発緑内障	眼圧 21 mmHg 未満の割合が術後 12 か月で 88%	23
スーチャートラベクロトミー変法	18眼	後ろ向き研究	続発開放隅角緑内障（ぶどう膜炎続発緑内障 14眼）	術前から 30% 以上の眼圧下降かつ術後に緑内障点眼薬の増加がない割合が術後 12 か月で 89%	24
トラベクトーム	24眼	後ろ向き研究	ぶどう膜炎続発緑内障	眼圧 21 mmHg 未満かつ術前から 20% 以上の眼圧下降の割合が術後 1,000 日で約 75%	25
線維柱帯切開術（ab externo）	22眼	後ろ向き研究	ぶどう膜炎続発緑内障	眼圧 6～21 mmHg の割合が術後 1 年で 50%，術後 3 年で 45%	26
Kahook Dual Blade	16眼	後ろ向き研究	ぶどう膜炎に伴う高眼圧症/ぶどう膜炎続発緑内障	術前から 20% 以上の眼圧下降（高眼圧症の場合）または 30% 以上の眼圧下降（緑内障の場合）の割合が術後 12 か月で 68%	27

ることからぶどう膜炎続発緑内障では相対禁忌とされているが[18]，炎症が十分に抑制されておりステロイドが原因と考えられる場合では有効であったとの報告がある[7]．Zhou らの報告では，ぶどう膜炎続発緑内障に対する選択的レーザー線維柱帯形成術の眼圧下降効果は，原発開放隅角緑内障や落屑緑内障と比べて劣る結果ではなかったものの，治療後に必要な緑内障点眼薬の本数が有意に増えたことから結果の解釈は難しい[19]．一方，Xiao らは炎症が落ち着いているぶどう膜炎続発緑内障では高エネルギー選択的レーザー線維柱帯形成術が有効であったと報告している[20]．毛様体レーザーについては炎症惹起と眼球癆の両方のリスクがあることから，ぶどう膜炎続発緑内障では避けるべきであると筆者は考えていたが，2 年間の前向きランダム化比較試験で濾過手術と遜色のない治療成績が最近報告されており，今後検討の余地があるかもしれない[21]．

2．流出路再建術

開放隅角かつ目標眼圧 20 mmHg 以下であれば，我が国では線維柱帯切開術が選択されることが多いと思われる．眼外法（ab externo）の線維柱帯切開術では強膜フラップを作成してシュレム管を同定し，眼外からトラベクロトームを用いて盲目的に線維柱帯を切開することから，合併症が多く手術侵襲も大きい傾向にあった．一方，近年盛んに施行されている眼内法（ab interno）の線維柱

帯切開術では角膜切開部から専用の器具を用いて線維柱帯を切開することから，合併症が少なく手術侵襲も小さくなる．また，術中に線維柱帯を視認できるので，軽度の PAS であれば術中に癒着解離を併せて行うことによって線維柱帯切開することも可能である．MIGS に分類される術式の多くは ab interno 線維柱帯切開術であるが，ぶどう膜炎続発緑内障に対する MIGS の成績に関する報告は多くないため今後の評価が必要である．表1に主な流出路再建術の成績をまとめたので参考にしていただければ幸いである[22]~[27]．

3．濾過手術

流出路再建術で十分な眼圧下降が得られない場合や目標眼圧を低く設定する必要がある場合では濾過手術が選択されることになる．エクスプレスシャント手術はぶどう膜炎続発緑内障では禁忌とされているので，濾過手術ということになれば我が国ではマイトマイシン併用線維柱帯切除術もしくは緑内障ロングチューブシャント手術のいずれかが選択されることになる．いずれの術式も一長一短があるが，主な濾過手術の成績をまとめた表2のデータからわかるように再手術が必要な患者はある一定の割合で存在する[28]~[34]．したがって，視機能をできるだけ長期にわたり維持するための戦略を立てたうえで，その時点において最適と思われる術式を適宜選択していくことが重要である．

表 2. ぶどう膜炎続発緑内障に対する主な濾過手術の成績

術 式	症例数	デザイン	対 象	成 績	文献番号
アーメド緑内障バルブインプラント	60眼	後ろ向き研究	ぶどう膜炎続発緑内障（20%で緑内障手術の既往あり）	眼圧 5〜21 mmHg かつ術前から25%以上の眼圧下降の割合が術後1年で77%，術後4年で50%	28
線維柱帯切除術（マイトマイシン併用）	53眼	後ろ向き研究	ぶどう膜炎続発緑内障に対する初回手術	術後5年での眼圧 15 mmHg 以下の割合が57%	29
線維柱帯切除術（マイトマイシン併用）	101眼	後ろ向き研究	ぶどう膜炎続発緑内障に対する初回手術	術後3年での眼圧 21 mmHg 未満の割合が71%	30
線維柱帯切除術（マイトマイシン併用）	70眼	後ろ向き研究	ぶどう膜炎続発緑内障に対する初回濾過手術	眼圧 6〜21 mmHg の割合が，術後36か月で60%，術後60か月で36%	31
XEN-45 インプラント	24眼	後ろ向き研究	ぶどう膜炎続発緑内障に対する初回濾過手術	眼圧 21 mmHg 以下かつ術前から20%以上の眼圧下降の割合が術後1年で79.2%	32
バルベルト緑内障インプラント	47眼	後ろ向き研究	ぶどう膜炎続発緑内障（28%で線維柱帯切除術の既往あり）	眼圧 5〜21 mmHg の割合が術後1年で89%，術後5年で75% 経過中に34%の症例で低眼圧に伴う視力低下あり	33
線維柱帯切除術（マイトマイシン併用）	50眼	後ろ向き研究	ぶどう膜炎続発緑内障に対する初回濾過手術	眼圧 18 mmHg 未満かつ術前から20%以上の眼圧下降の割合が術後1年で91.7%，術後3年で82.2%，術後10年で55.1% 眼圧 15 mmHg 未満の割合が術後1年で64.0%，術後3年で55.1%，術後10年で47.9%	34

1）マイトマイシン併用線維柱帯切除術

濾過手術でマイトマイシン併用線維柱帯切除術を選択する利点は，人工物の長期留置を伴わないことであると思われる．マイトマイシン併用線維柱帯切除術で良好な眼圧下降が得られる症例は多いが，この術式の欠点は生涯にわたり濾過胞関連トラブルのリスクを抱えることにある．すべての緑内障病型を対象とした我が国での前向きコホート試験では，術後5年での濾過胞関連感染の発生率が2.2%と高いことがわかっており[35]，比較的若年で濾過手術となることが多いぶどう膜炎続発緑内障では注意が必要であると思われる．また，白内障を合併しているぶどう膜炎続発緑内障においては，線維柱帯切除術を先行して後に白内障手術を追加した場合に眼圧のコントロールがやや不良になることがわかっている[36)37]．一方，白内障手術と線維柱帯切除術の同時手術成績は周術期に十分な消炎が得られていれば良好であったと報告されているので[38)39]，可能な限り同時手術で対応するほうが良いと思われる．近年使用されることの多くなった生物学的製剤については，若年性特発性関節リウマチを対象とした後ろ向き研究において，TNF 阻害薬治療群で線維柱帯切除術の術後成績が良好であったと報告されていることから，適応症例では術前から積極的に TNF 阻害薬を使用することを心がけたい．現在の線維柱帯切除術では良好な濾過胞の形成を目指すため，術前に状態の良い結膜・テノン嚢が温存されていることが望ましい．このことは生涯のうちに好条件で本手術が施行できる回数が制限されていることを意味するが，ぶどう膜炎続発緑内障では慢性炎症で結膜・テノン嚢の瘢痕化が進むことが多いという問題がある．筆者はこの問題を解決するため，濾過胞に頼らず眼圧を下降させることのできる新たな線維柱帯切除術を開発した[40]．

2）緑内障ロングチューブシャント手術

緑内障ロングチューブシャント手術はアーメド緑内障バルブ（バルブあり）とバルベルト緑内障インプラントの2種類がある．海外ではバルブのないアーメド緑内障バルブ（Ahmed® ClearPath™）を使用することができるが日本では未認可である．緑内障ロングチューブシャント手術の手術成績に関するメタアナリシスでは，ロングチューブシャント手術の1年成績はぶどう膜炎の有無で差はなかったが，黄斑浮腫と低眼圧はぶどう膜炎眼で多い傾向にあったと報告されている[41]．チュー

ブ・プレート関連の合併症についてはぶどう膜炎
続発緑内障でも原発緑内障の際と同様に注意する
必要がある．チューブを前房内に留置した場合に
は長期的な角膜内皮障害が問題になることは良く
知られているので[42]，筆者は硝子体手術を併用し
てチューブを眼内レンズ後面に留置する方法を好
んで選択している．術式選択の際にはプレート留
置に伴う斜視や眼球運動障害の可能性を十分に考
慮したい．両眼の視機能が温存されている症例で
は術後複視に苦しむ可能性があるため，術前に十
分な説明が必要になると思われる．

3）濾過手術の比較

ぶどう膜炎続発緑内障に対する濾過手術の比較
については，これまでにいくつかの報告がある．
マイトマイシン併用線維柱帯切除術（LEC）とアー
メド緑内障バルブ（バルブあり）インプラント
（AGV）の成績を後ろ向きに比較した Bettis らの
報告では，術後1年における成功率が LEC 群（n＝
17）で 66.7％，AGV 群（n＝24）で 100％であり，
AGV が優れているという結果となった[43]．一方，
Chow らは LEC 群（n＝11），AGV 群（n＝17），バ
ルベルト緑内障インプラント（BGI）群（n＝87）の3
群での後ろ向き比較検討を行い，BGI 群における
1年後の手術不成功率（3％）が LEC 群（18％）と
AGV 群（23％）に比べて有意に低かったと報告し
た[44]．また，Sinha らは AGV 群（n＝67）と BGI 群
（n＝70）の後ろ向き比較において，無点眼での成
功率が BGI 群で有意に高かったことを示している
（AGV 群：9％，BGI 群：30％）（術後評価時期不
明）[45]．前向き試験については El-Saied らが LEC
群（n＝35）と AGV 群（n＝35）での比較を行い，術
後2年時点における無点眼での成功率は LEC 群で
60％，AGV 群で 68.6％であり，有意な差が認め
られなかったと報告している[21]．これらの報告に
おいて手術成績が大きく異なっていることからわ
かるように，現段階ではぶどう膜炎続発緑内障に
対してどの濾過手術が優れているかについては結
論が出ていない．

ぶどう膜炎続発緑内障における
経過観察での注意点

ぶどう膜炎患者における高眼圧症・緑内障の合
併頻度が高いことは前述のとおりであるが，ぶど
う膜炎続発緑内障ではその進行スピードが速いこ
とに注意する必要がある．ニュージーランドから
の報告では，ぶどう膜炎眼において高眼圧症と診
断されてから緑内障性視神経症へと進行するまで
の期間の中央値は1.2年であった[46]．また，205眼
のぶどう膜炎続発緑内障（UG）と4,600眼の原発
開放隅角緑内障（POAG）の診療録データを後ろ向
きに解析した Liu らの報告では，視野検査におけ
る mean deviation（MD）減少が1.5 dB／年以上で
ある rapid progress を示す例は UG 眼で有意に多
く（UG 眼：11％，POAG 眼：7％）．POAG 眼に対
する年齢調整後の rapid progression の相対リス
クは1.9であったと報告している．同研究では
MD の悪化は POAG 眼（−0.37 dB／年）に比べて
UG 眼（−0.49 dB／年）で有意に速いという結果も
得られている[47]．緑内障に伴う視神経障害の形態
評価には視神経乳頭陥凹や乳頭周囲網膜神経線維
層厚（circumpapillary retinal nerve fiber layer
thickness：cpRNFLT）が使用されることが多い．
これらの評価指標は視野障害と相関することから
有用であるが，ぶどう膜炎で視神経乳頭腫脹が生
じている場合には注意が必要である．実際に我々
は炎症による視神経乳頭腫脹が真の緑内障性視神
経障害の判定の妨げになった症例を経験している
（図3）．また，Asrani らは，炎症の活動期には正
常の cpRNFLT を示していたが炎症のコントロー
ルとともに著しい cpRNFLT の低下を呈したぶど
う膜炎続発緑内障の3例を報告している[48]．さら
に，軽微な前眼部炎症が持続するぶどう膜炎にも
注意が必要である．サルコイドーシスでは前房内
に明らかな炎症所見がない状態が続いているにも
かかわらず隅角部で結節を介した PAS の形成が
進むことがあるので，ぶどう膜炎診療では定期的
な隅角観察も心がけたい．

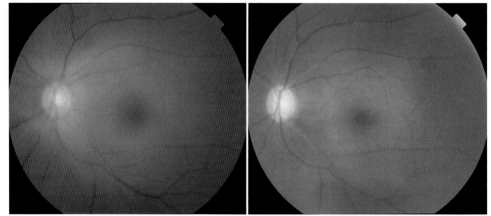

図 3. 炎症に伴う視神経乳頭腫脹によって乳頭陥凹の判定が困難であった症例　　a｜b
　　a：視神経乳頭は発赤腫脹しており正常の乳頭陥凹であるようにみえる.
　　b：5か月後のカラー眼底写真. 炎症の鎮静化に伴って視神経乳頭の蒼白な
　　　色調と著しい陥凹拡大が目立つようになった.

おわりに

　ぶどう膜炎続発緑内障では，炎症のコントロールとその方法に加えて，眼圧上昇原因の推定，点眼薬の選択，手術介入のタイミング，術式の選択，全身状態，社会環境等，多くのファクターを考慮しながら最終目標である長期的な視機能の温存を目指すこととなる. 当然ながら患者ごとにそれぞれのファクターが異なるため，目の前の患者に最適な治療を遅滞なく選択・施行することが求められる. ぶどう膜炎続発緑内障の診療は難解で頭を悩ますことも多いが，「続発緑内障の管理はぶどう膜炎患者の生活の質に直結する」ということを常に念頭に置きながら診療を続けることが大切である.

文　献

1) Daniel E, Pistilli M, Kothari S, et al：Risk of Ocular Hypertension in Adults with Noninfectious Uveitis. Ophthalmology, **124**：1196-1208, 2017.

2) Kanda T, Shibata M, Taguchi M, et al：Prevalence and aetiology of ocular hypertension in acute and chronic uveitis. Br J Ophthalmol, **98**：932-936, 2014.

3) Tomkins-Netzer O, Talat L, Bar A, et al：Long-term clinical outcome and causes of vision loss in patients with uveitis. Ophthalmology, **121**：2387-2392, 2014.

4) Siddique SS, Suelves AM, Baheti U, et al：Glaucoma and uveitis. Surv Ophthalmol, **58**：1-10, 2013.

5) Kesav N, Palestine AG, Kahook MY, et al：Current management of uveitis-associated ocular hypertension and glaucoma. Surv Ophthalmol, **65**：397-407, 2020.
   Summary　ぶどう膜炎続発緑内障についてまとめられた最新のレビュー論文.

6) Spencer NA, Hall AJ, Stawell RJ：Nd：YAG laser iridotomy in uveitic glaucoma. Clin Exp Ophthalmol, **29**：217-219, 2001.

7) Maleki A, Swan RT, Lasave AF, et al：Selective Laser Trabeculoplasty in Controlled Uveitis with Steroid-Induced Glaucoma. Ophthalmology, **123**：2630-2632, 2016.

8) Fortuna E, Cervantes-Castaneda RA, Bhat P, et al：Flare-up rates with bimatoprost therapy in uveitic glaucoma. Am J Ophthalmol, **146**：876-882, 2008.

9) Markomichelakis NN, Kostakou A, Halkiadakis I, et al：Efficacy and safety of latanoprost in eyes with uveitic glaucoma. Graefes Arch Clin Exp Ophthalmol, **247**：775-780, 2009.

10) Tan P, Malhotra R：Oculoplastic considerations in patients with glaucoma. Surv Ophthalmol, **61**：718-725, 2016.

11) Krupin T, Liebmann JM, Greenfield DS, et al：A randomized trial of brimonidine versus timolol in preserving visual function：results from the Low-Pressure Glaucoma Treatment Study. Am J Ophthalmol, **151**：671-681, 2011.

12) Byles DB, Frith P, Salmon JF : Anterior uveitis as a side effect of topical brimonidine. Am J Ophthalmol, **130** : 287-291, 2000.

13) Hopf S, Mercieca K, Pfeiffer N, et al : Brimonidine-associated uveitis- a descriptive case series. BMC Ophthalmol, **20** : 489, 2020.

14) Kusuhara S, Nakamura M : Ripasudil Hydrochloride Hydrate in the Treatment of Glaucoma : Safety, Efficacy, and Patient Selection. Clin Ophthalmol, **14** : 1229-1236, 2020.

15) Kusuhara S, Katsuyama A, Matsumiya W, et al : Efficacy and safety of ripasudil, a Rho-associated kinase inhibitor, in eyes with uveitic glaucoma. Graefes Arch Clin Exp Ophthalmol, **256** : 809-814, 2018.

16) Futakuchi A, Morimoto T, Ikeda Y, et al : Intraocular pressure-lowering effects of ripasudil in uveitic glaucoma, exfoliation glaucoma, and steroid-induced glaucoma patients : ROCK-S, a multicentre historical cohort study. Sci Rep, **10** : 10308, 2020.

17) Landers J, Martin K, Sarkies N, et al : A twenty-year follow-up study of trabeculectomy : risk factors and outcomes. Ophthalmology, **119** : 694-702, 2012.

18) Koktekir BE, Gedik S, Bakbak B : Bilateral severe anterior uveitis after unilateral selective laser trabeculoplasty. Clin Exp Ophthalmol, **41** : 305-307, 2013.

19) Zhou Y, Pruet CM, Fang C, et al : Selective laser trabeculoplasty in steroid-induced and uveitic glaucoma. Can J Ophthalmol, 2021.

20) Xiao J, Zhao C, Liang A, et al : Efficacy and Safety of High-Energy Selective Laser Trabeculoplasty for Steroid-Induced Glaucoma in Patients with Quiescent Uveitis. Ocul Immunol Inflamm, **29** : 766-770, 2021.

21) El-Saied HMA, Abdelhakim M : Different surgical modalities for management of uveitic glaucoma : 2 year comparative study. Acta Ophthalmol, **100** : e246-e252, 2022.

22) Miserocchi E, Carassa RG, Bettin P, et al : Viscocanalostomy in patients with glaucoma secondary to uveitis : preliminary report. J Cataract Refract Surg, **30** : 566-570, 2004.

23) Dupas B, Fardeau C, Cassoux N, et al : Deep sclerectomy and trabeculectomy in uveitic glaucoma. Eye(Lond), **24** : 310-314, 2010.

24) Chin S, Nitta T, Shinmei Y, et al : Reduction of intraocular pressure using a modified 360-degree suture trabeculotomy technique in primary and secondary open-angle glaucoma : a pilot study. J Glaucoma, **21** : 401-407, 2012.

25) Anton A, Heinzelmann S, Ness T, et al : Trabeculectomy ab interno with the Trabectome(R) as a therapeutic option for uveitic secondary glaucoma. Graefes Arch Clin Exp Ophthalmol, **253** : 1973-1978, 2015.

26) Voykov B, Dimopoulos S, Leitritz MA, et al : Long-term results of ab externo trabeculotomy for glaucoma secondary to chronic uveitis. Graefes Arch Clin Exp Ophthalmol, **254** : 355-360, 2016.

27) Miller VJ, Young CEC, SooHoo JR, et al : Efficacy of Goniotomy With Kahook Dual Blade in Patients With Uv eitis-associated Ocular Hypertension. J Glaucoma, **28** : 744-748, 2019.

28) Papadaki TG, Zacharopoulos IP, Pasquale LR, et al : Long-term results of Ahmed glaucoma valve implantation for uveitic glaucoma. Am J Ophthalmol, **144** : 62-69, 2007.

29) Kaburaki T, Koshino T, Kawashima H, et al : Initial trabeculectomy with mitomycin C in eyes with uveitic glaucoma with inactive uveitis. Eye (Lond), **23** : 1509-1517, 2009.

30) Iwao K, Inatani M, Seto T, et al : Long-term outcomes and prognostic factors for trabeculectomy with mitomycin C in eyes with uveitic glaucoma : a retrospective cohort study. J Glaucoma, **23** : 88-94, 2014.

31) Almobarak FA, Alharbi AH, Morales J, et al : Intermediate and Long-term Outcomes of Mitomycin C-enhanced Trabeculectomy as a First Glaucoma Procedure in Uveitic Glaucoma. J Glaucoma, **26** : 478-485, 2017.

32) Sng CC, Wang J, Hau S, et al : XEN-45 collagen implant for the treatment of uveitic glaucoma. Clin Exp Ophthalmol, **46** : 339-345, 2018.

33) Tan AN, Cornelissen MF, Webers CAB, et al : Outcomes of severe uveitic glaucoma treated with Baerveldt implant : can blindness be prevented? Acta Ophthalmol, **96** : 24 30, 2018.

34) Kanaya R, Kijima R, Shinmei Y, et al : Surgical Outcomes of Trabeculectomy in Uveitic Glau-

coma：A Long-Term, Single-Center, Retrospective Case-Control Study. J Ophthalmol, **2021**：5550776, 2021.
Summary ぶどう膜炎続発緑内障に対する線維柱帯切除術の長期成績をまとめた論文.

35）Yamamoto T, Sawada A, Mayama C, et al：The 5-year incidence of bleb-related infection and its risk factors after filtering surgeries with adjunctive mitomycin C：collaborative bleb-related infection incidence and treatment study 2. Ophthalmology, **121**：1001-1006, 2014.

36）Nishizawa A, Inoue T, Ohira S, et al：The Influence of Phacoemulsification on Surgical Outcomes of Trabeculectomy with Mitomycin-C for Uveitic Glaucoma. PLoS One, **11**：e0151947, 2016.

37）Almobarak FA, Alharbi AH, Morales J, et al：The Influence of Phacoemulsification on Intraocular Pressure Control and Trabeculectomy Survival in Uveitic Glaucoma. J Glaucoma, **26**：444-449, 2017.

38）Park UC, Ahn JK, Park KH, et al：Phacotrabeculectomy with mitomycin C in patients with uveitis. Am J Ophthalmol, **142**：1005-1012, 2006.

39）Wadke V, Lingam V, George R, et al：Phacotrabeculectomy in Eyes With Uveitic Glaucoma：A Retrospective Case-Control Study. J Glaucoma, **28**：606-612, 2019.

40）楠原仙太郎, 中村　誠：続発緑内障に対するテノン開創器を用いた線維柱帯切除術の短期成績. 日眼会誌, **123**：121-127, 2019.

41）Ramdas WD, Pals J, Rothova A, et al：Efficacy of glaucoma drainage devices in uveitic glaucoma and a meta-analysis of the literature. Graefes Arch Clin Exp Ophthalmol, **257**：143-151, 2019.

42）Sinha S, Ganjei AY, Ustaoglu M, et al：Effect of shunt type on rates of tube-cornea touch and corneal decompensation after tube shunt surgery in uveitic glaucoma. Graefes Arch Clin Exp Ophthalmol, **259**：1587-1595, 2021.

43）Bettis DI, Morshedi RG, Chaya C, et al：Trabeculectomy With Mitomycin C or Ahmed Valve Implantation in Eyes With Uveitic Glaucoma. J Glaucoma, **24**：591-599, 2015.

44）Chow A, Burkemper B, Varma R, et al：Comparison of surgical outcomes of trabeculectomy, Ahmed shunt, and Baerveldt shunt in uveitic glaucoma. J Ophthalmic Inflamm Infect, **8**：9, 2018.

45）Sinha S, Ganjei AY, McWatters Z, et al：Ahmed Versus Baerveldt Glaucoma Drainage Device in Uveitic Glaucoma：A Retrospective Comparative Study. J Glaucoma, **29**：750-755, 2020.

46）Ma T, Sims JL, Bennett S, et al：High rate of conversion from ocular hypertension to glaucoma in subjects with uveitis. Br J Ophthalmol, 2021.

47）Liu X, Kelly SR, Montesano G, et al：Evaluating the Impact of Uveitis on Visual Field Progression Using Large-Scale Real-World Data. Am J Ophthalmol, **207**：144-150, 2019.
Summary ぶどう膜炎続発緑内障の進行スピードが速いことを大規模データで示した論文.

48）Asrani S, Moore DB, Jaffe GJ：Paradoxical changes of retinal nerve fiber layer thickness in uveitic glaucoma. JAMA Ophthalmol, **132**：877-880, 2014.

MB OCULI. No. 111：71−77, 2022

特集／基本から学ぶ！ぶどう膜炎診療のポイント

併発白内障の治療

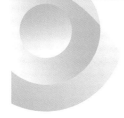

OCULISTA

臼井嘉彦*

Key Words： ぶどう膜炎(uveitis)，併発白内障(uveitic cataract)，続発緑内障(secondary glaucoma)，超音波乳化吸引術(phacoemulsification and aspiration：PEA)，瞳孔癒着(pupil synechia)，瞳孔括約筋切開(multiple small sphincterotomies)，眼内レンズ(intraocular lens)，術後炎症(postoperative inflammation)

Abstract： 近年の白内障手術の革新的な進歩により，ぶどう膜炎に併発した白内障ですら短時間かつ安全に白内障手術が施行できる時代となっている．しかし，ぶどう膜炎に対する白内障手術の施行にあたっては，術前における十分な消炎，術中における手術手技，術後の消炎を中心とした周術期管理に関する十分な理解が必要である．特に手術時期，術前の消炎，創口作製や虹彩後癒着の解除，術後炎症の管理が重要である．その際ぶどう膜炎の原疾患の特性や合併症を念頭に置いた周術期管理を行う必要がある．

はじめに

ぶどう膜炎の診療においては，多くの併発および合併症を経験する．併発白内障はそのうちの最も遭遇する併発症の1つで，ぶどう膜炎による直接的な白内障の進行のみならず，長期のステロイド局所投与や全身投与により，多くの症例で併発白内障が発症し手術加療を余儀なくされる．ぶどう膜炎併発白内障手術（水晶体再建術）の件数は，一般の白内障手術件数と比較すれば数％以下であり，ぶどう膜炎併発白内障手術を多く経験している眼科医は少ない．また，ぶどう膜炎自体稀であり，種類も多岐にわたり，各ぶどう膜炎疾患もバラエティーに富んでいることも常套手段を講じがたい原因となっている．白内障手術が安全に施行できる現代においても，原因疾患によっては未だに術中・術後に苦慮することがある．ぶどう膜炎

における併発白内障は散瞳不良，浅前房，チン小帯脆弱，成熟白内障，角膜内皮細胞減少等，手術の難易度を上昇させる多くの障壁が存在する．そのため，術前，術中，術後に分けて必要となる薬剤・器具・手術操作を症例ごとに万全の準備をして手術に臨む必要がある[1]．ぶどう膜炎の状態に応じてどのような手段を選ぶかは，エビデンスが確立していなく，行き当たりばったりで策を講じることも多いが，その裏には炎症に対する基礎知識と疾患の理解が必要である．本稿では，ぶどう膜炎の併発白内障手術における術前の注意点，術中手技，周術期管理等を含めた治療の実際について，自験例を供覧しながら概説していく．

術前管理のポイント

まずはぶどう膜炎の診断を適切に行ったうえで手術を予定する．極小切開白内障手術により診断がなされないまま安易に手術が選択される症例が増加しているようにも思える．例えば，ベーチェット病ではステロイド緑内障になるリスクが

* Yoshihiko USUI，〒160−0023　東京都新宿区西新宿6-7-1　東京医科大学臨床医学系眼科学分野，准教授

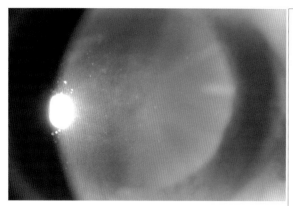
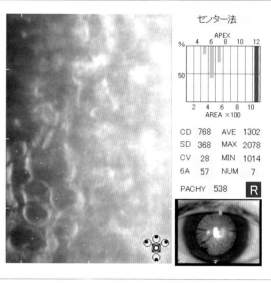

図 1. 79 歳．女性．サイトメガロウイルス角膜内皮炎
術前．スペキュラマイクロスコピーにより角膜内皮細胞が著明に減少していることがわかる．

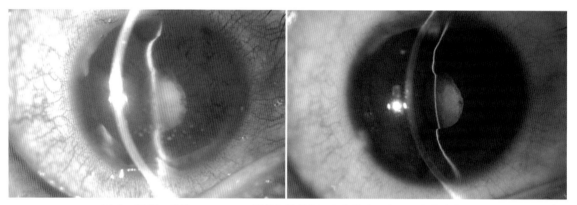

図 2. 28 歳，男性．HLA-B27 陽性急性前部ぶどう膜炎に生じた成熟白内障　　　　　　　　a | b
成熟白内障により左眼手動弁であったが(a)，連日のリン酸ベタメタゾン(リンデロン®)
結膜下注射により，炎症が軽減され安全に手術を施行することができた(b)．

高いこと[2]を念頭に手術に臨むべきであるし，遷延型原田病では術後の羞明感を訴えることが多いため，着色眼内レンズの挿入を考慮すべきである．サイトメガロウイルス角膜内皮炎や虹彩毛様体炎では，角膜内皮細胞が減少している症例も多く，スペキュラマイクロスコピーによる術前評価が必須である(図1)．ぶどう膜炎の約40%は原因不明であるが[3]，その際には術前の炎症の評価を的確に行っておく必要がある．

原因不明のぶどう膜炎に限ったことではないが，炎症が強い活動期では消炎してから手術に臨むべきである(図2)．できれば最低1~3か月程度，前房内に炎症細胞やフレアがない状態で手術

を施行することが望ましい[4)5]．大学病院等では白内障手術の待機に数か月を要することもあるが，手術直前に炎症が再燃する可能性もあり注意が必要である．虹彩膨隆眼では，術前グリセオール点滴により十分な硝子体圧の減圧をはかる．ぶどう膜炎では，ステロイド全身投与，免疫抑制剤や生物学的製剤の治療中であることも多いため，術後炎症の軽減には有用であるが，易感染性であることを考慮しておく．近年ではTNF阻害薬(インフリキシマブ，アダリムマブ)により炎症をコントロールした後に安全に手術ができるようになってきたが[6)7]，生物学的製剤にはステロイド全身投与のような速効性の炎症抑制効果は少ないため注

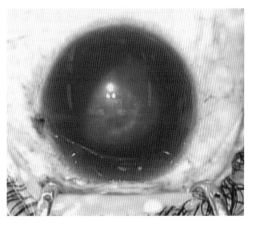

図 3.
37歳，女性．Fuchs虹彩異色性虹彩毛様体炎
前房穿刺後，急激な眼内圧の低下により虹彩から
出血がみられる．

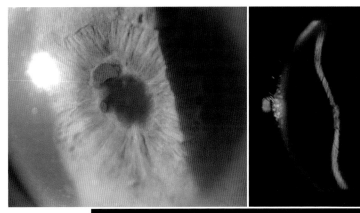

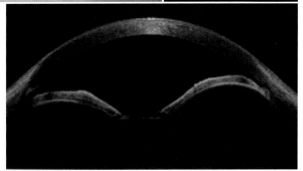

図 4.
28歳，男性．サルコイドーシス（組織診断群）による
ぶどう膜炎
前眼部光干渉断層計（AS-OCT）を用いると虹彩の状
態を非接触に評価できる．本症例は，サルコイドー
シスで隅角全周に周辺虹彩前癒着（PAS）があるため
虹彩膨隆により，著明な浅前房化をきたしていた．

意を要する．炎症の強い眼内炎では，局所麻酔に
より十分な疼痛コントロールができないこともあ
り，麻酔科と連携して全身麻酔も考慮する．

術中の注意点

1．虹彩後癒着と前嚢切開

基本的に粘弾性物質は術者が使い慣れているも
のを使用するが，上述したようにサイトメガロウ
イルス角膜内皮炎や虹彩毛様体炎では，角膜内皮
細胞が減少しているため，ソフトシェルテクニッ
クを用いる．角膜サイドポート作製時には，
Fuchs虹彩異色性虹彩毛様体炎の手術時にはアム
スラーサインがみられることがある．このアムス
ラーサインは，術中において急激に眼圧が低下す
るような場面でもしばしばみられる（図3）．

虹彩膨隆眼（図4）では，術前グリセオール点滴
においても十分な前房形成が困難であった場合は
visoadaptive型の粘弾性物質（ヒーロンV®）を使
用することもあるが，前房の確保が難しい場合
は，硝子体手術により硝子体圧を低下させる．

ぶどう膜炎では，虹彩癒着によりさまざまな虹
彩の形状を示す．散瞳不良であることも多いた
め，瞳孔括約筋切開や虹彩リトラクターを利用し
た広い術野の確保が必要である．通常，瞳孔領の

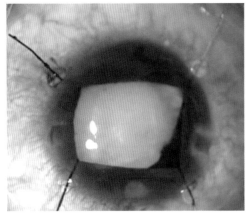

図 5.
虹彩リトラクター
虹彩裏面に線維性膜組織が強く形成された症例では，
瞳孔括約筋切開を行ってもなお，広い術野の展開が不
十分であるため，さらに虹彩リトラクターを瞳孔縁に
かけ，瞳孔を拡張している.

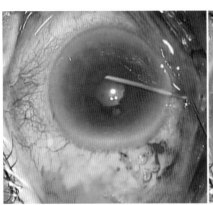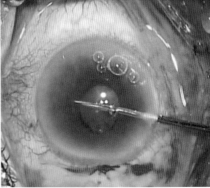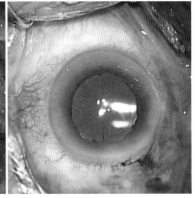

図 6. 虹彩後癒着の解除　　　　　　　　　　　　　　　　a｜b｜c

粘弾性物質を前房内に注入した後に，27 G 鈍針で癒着を解除し(a)，その後
サイドポートを利用して八重式の虹彩剪刀で虹彩括約筋切開を行っている
(b). 最終的にはかなりの瞳孔径を確保して手術が可能である(c).

みが水晶体嚢と癒着しているが，稀に虹彩裏面全
体に癒着していることもある(図 5). 通常，虹彩
後癒着は 27 G の鈍針や鋭針を用いて，虹彩後癒着
を解除できる症例がほとんどである(図 6). また
虹彩裏面に分厚い線維性膜組織が形成された症例
は，27 G 鈍針では癒着の解除は難しく，鋭針で一
部に切開を加え，そこをきっかけとしてマイクロ
剪刀を用いて癒着を剥離し，線維性膜組織の減張
切開も兼ねて瞳孔括約筋切開が望ましい. 線維性
膜組織が虹彩裏面に形成されていない場合は，筆
者は角膜サイドポートからマイクロ剪刀を用いて
瞳孔括約筋の切開を多くして，深く，括約筋切開
が全幅にならないよう注意する. 虹彩リトラク
ターや虹彩リングは，ぶどう膜炎では術後の虹彩
後癒着が想定される場合は用いない.

　ぶどう膜炎では網膜色素変性と同様に術後前嚢
収縮を起こすことが多いため，連続円形切嚢

(continuous curvilinear capsulorhexis：CCC)は
できるだけ大きくするよう心がける. やむを得ず
CCC が 6 mm 以下と小さくなった場合は，眼内レ
ンズ挿入後に前嚢鑷子を用いて double CCC を行
い拡大する. 前嚢収縮した場合は，チン小帯の脆
弱化をさらに進行させる要因にもなり，詳細な眼
底検査も行いにくくなるため，Nd：YAG レーザー
での前嚢減張切開を施行する(図 7).

　成熟白内障(図 8)や前嚢の石灰化があり，視認
性が低下している場合は，前嚢染色を行い，確実
な CCC を完成させる. 前嚢に石灰化を生じてい
る症例では，石灰部を迂回するか，マイクロ剪刀
等で石灰部を切開する.

2. 創口作製

　ぶどう膜炎では約 13〜41％が続発緑内障とな
り[8)9)]，濾過手術を中心とした緑内障手術を行う可
能性があるため，角膜切開を基本として球結膜を

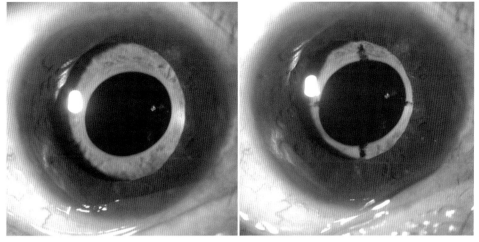

a | b

図 7. 前嚢収縮
　a：ぶどう膜炎に対する白内障術後数か月から数年かけて前嚢収縮
　　の進行がみられる．
　b：Nd：YAG レーザー後．Nd：YAG レーザーを用いて十字に減張
　　切開を施行した．

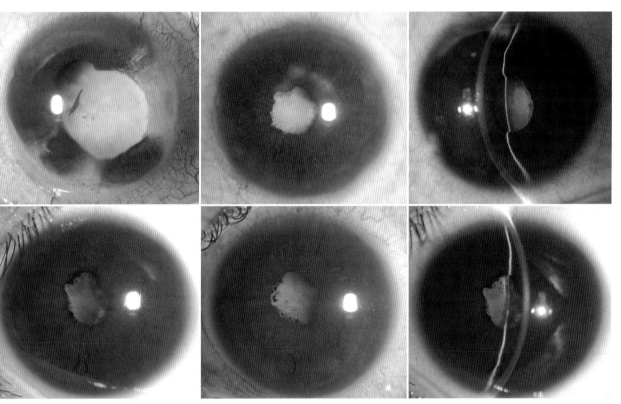

図 8. 成熟白内障と虹彩後癒着
さまざまな形の虹彩後癒着を伴った成熟白内障がみられる．

できる限り温存する．筆者は，症例ごとの乱視を
考慮して，12 時上方あるいは耳側に角膜一面切開
を行っている．

3．超音波乳化吸引と皮質吸引

　通常の白内障手術に準じて行うが，サイトメガ
ロウイルス角膜内皮炎のような角膜内皮細胞をで
きるだけ保護する目的で，低灌流・低吸引設定で

水晶体嚢内での核処理を心がける.

　小児ぶどう膜炎では,眼内レンズ挿入の是非は未だ結論が出ていないが[10],眼内レンズを挿入する場合は挿入前に後発白内障予防のため粘弾性物質下で posterior CCC を作製する.

4. 眼内レンズの選択

　ぶどう膜炎では Zinn 氏小帯の脆弱や,術後に水晶体嚢が収縮することがあり,嚢中での安定性の良いアクリル眼内レンズを選択することが望ましい.乱視が強い場合にはトーリック眼内レンズの挿入も考慮する.現在,多焦点眼内レンズの全盛期ともいえ,ぶどう膜炎患者に多焦点眼内レンズが挿入されている症例を診る機会が増えてきている.多焦点眼内レンズの種類にもよるが,ぶどう膜炎では続発緑内障や黄斑浮腫等が併発する可能性があるだけでなく,瞳孔径への依存度も大きく,単焦点眼内レンズと比較してコントラスト感度の低下を招く可能性があり推奨できないことを説明する必要がある.同様に,超音波 A モード法で眼内レンズを決定する場合,黄斑浮腫や黄斑上膜がある場合は眼軸長が短く測定される可能性があり注意を要する.

5. 手術終了時

　術後炎症が強く生じる可能性がある症例では,術直後にリン酸ベタメタゾン(リンデロン®)等の結膜下注射を行う.硝子体混濁や嚢胞様黄斑浮腫を生じているような症例では,トリアムシノロンアセトニド 20 mg のテノン嚢下注射を行う[11].

6. 術後の注意点

　術後炎症や眼圧の管理のため,こまめな経過観察が必要である.

＜一過性眼圧上昇＞

　一過性あるいは術後のステロイド点眼により眼圧上昇することが多い.緑内障の治療に準じて点眼薬や炭酸脱水酵素阻害薬(ダイヤモックス®)を処方することもある.

7. フィブリン析出や虹彩後癒着

　術後に強い前眼部炎症を生じた場合は,0.1%リン酸ベタメタゾン(リンデロン®)点眼と瞳孔散瞳薬(ミドリン® M やミドリン® P 等)による治療を行う.

最後に

　ぶどう膜炎の長い経過のなかで白内障手術は重要な位置を占め,白内障手術の革新的な進歩により低侵襲で安全な手術が行えるようになってきた.しかし,白内障手術で視力の向上が得られることが多いが,あくまで白内障手術によってぶどう膜炎が完治したわけではなく,周術期管理が終わった後も炎症の再燃や続発緑内障,黄斑浮腫等の長期的な視点に立った管理が必要である.ぶどう膜炎の原疾患の病態や併存症を正しく認識したうえで,できるだけ白内障手術を施行することで,炎症の惹起を避けた安全な手術が行われることを願って本稿を終わりたい.

文　献

1) Chu CJ, Dick AD, Johnston RL, et al：UK Pseudophakic Macular Edema Study Group. Cataract surgery in uveitis：a multicentre database study. Br J Ophthalmol, **101**：1132-1137, 2017.

2) Altan C, Basarir B：Aetiology and clinical characteristics of uveitic glaucoma in Turkish patients. Int Ophthalmol, **41**：2225-2234, 2021.

3) Sonoda KH, Hasegawa E, Namba K, et al：Epidemiology of uveitis in Japan：a 2016 retrospective nationwide survey. Jpn J Ophthalmol, **65**：184-190, 2021.
　Summary　最新のぶどう膜炎の全国統計の報告である.

4) Rohl A, Patnaik JL, Claire Miller D, et al：Timing of Quiescence and Uveitis Recurrences After Cataract Surgery in Patients with a History of Uveitis. Ophthalmol Ther, **10**：619-628, 2021.

5) Llop SM, Papaliodis GN：Cataract Surgery Complications in Uveitis Patients：A Review Article. Semin Ophthalmol, **33**：64-69, 2018.

6) Kunimi K, Usui Y, Tsubota K, et al：Intraocular surgery under adalimumab therapy in patients with refractory uveitis：a single center study of 23 eyes. Jpn J Ophthalmol, 2021. doi：10.1007/

s10384-021-00871-3

Summary 白内障手術を含めた眼内手術前に，アダリムマブ治療を行うことにより術後炎症のコントロールが良好であったことを示す報告である．

7) Sakai T, Kanetaka A, Noro T, et al：Intraocular surgery in patients receiving infliximab therapy for Behçet disease. Jpn J Ophthalmol, **54**：360-361, 2010.

8) Takahashi T, Ohtani S, Miyata K, et al：A clinical evaluation of uveitis-associated secondary glaucoma. Jpn J Ophthalmol, **46**：556-562, 2002.

9) Heinz C, Koch JM, Zurek-Imhoff B, et al：Prevalence of uveitic secondary glaucoma and success of nonsurgical treatment in adults and children in a tertiary referral center. Ocul Immunol Inflamm, **17**：243-248, 2009.

10) Schmidt DC, Al-Bakri M, Rasul A, et al：Share Cataract Surgery with or without Intraocular Lens Implantation in Pediatric Uveitis：A Systematic Review with Meta-Analyses. J Ophthalmol, **2021**：5481609, 2021.

11) Ren Y, Du S, Zheng D, et al：Intraoperative intravitreal triamcinolone acetonide injection for prevention of postoperative inflammation and complications after phacoemulsification in patients with uveitic cataract. BMC Ophthalmol, **21**：245, 2021.

FAX による注文・住所変更届け

改定：2015 年 1 月

　毎度ご購読いただきましてありがとうございます．

　読者の皆様方に小社の本をより確実にお届けさせていただくために，FAX でのご注文・住所変更届けを受けつけております．この機会に是非ご利用ください．

◇ご利用方法

　FAX 専用注文書・住所変更届けは，そのまま切り離して FAX 用紙としてご利用ください．また，注文の場合手続き終了後，ご購入商品と郵便振替用紙を同封してお送りいたします．**代金が 5,000 円をこえる場合，代金引換便とさせて頂きます**．その他，申し込み・変更届けの方法は電話，郵便はがきも同様です．

◇代金引換について

　本の代金が 5,000 円をこえる場合，代金引換とさせて頂きます．配達員が商品をお届けした際に，現金またはクレジットカード・デビットカードにて代金を配達員にお支払い下さい(本の代金＋消費税＋送料)．(※年間定期購読と同時に 5,000 円をこえるご注文を頂いた場合は代金引換とはなりません．郵便振替用紙を同封して発送いたします．代金後払いという形になります．送料は定期購読を含むご注文の場合は頂きません)

◇年間定期購読のお申し込みについて

　年間定期購読は，1 年分を前金で頂いておりますため，代金引換とはなりません．郵便振替用紙を本と同封または別送いたします．送料無料，また何月号からでもお申込み頂けます．

　毎年末，次年度定期購読のご案内をお送りいたしますので，定期購読更新のお手間が非常に少なく済みます．

◇住所変更届けについて

　年間購読をお申し込みされております方は，その期間中お届け先が変更します際，必ずご連絡下さいますようよろしくお願い致します．

◇取消，変更について

　取消，変更につきましては，お早めに FAX，お電話でお知らせ下さい．

　返品は，原則として受けつけておりませんが，返品の場合の郵送料はお客様負担とさせていただきます．その際は必ず小社へご連絡ください．

◇ご送本について

　ご送本につきましては，ご注文がありましてから約 1 週間前後とみていただきたいと思います．お急ぎの方は，ご注文の際にその旨をご記入ください．至急送らせていただきます．2～3 日でお手元に届くように手配いたします．

◇個人情報の利用目的

　お客様から収集させていただいた個人情報，ご注文情報は本サービスを提供する目的(本の発送，ご注文内容の確認，問い合わせに対しての回答等)以外には利用することはございません．

　その他，ご不明な点は小社までご連絡ください．

株式会社 全日本病院出版会　〒113-0033 東京都文京区本郷 3-16-4-7 F
電話 03(5689)5989　FAX03(5689)8030　郵便振替口座 00160-9-58753

FAX 専用注文書

年　　月　　日

○印	MB　OCULISTA 5周年記念書籍	定価(税込)	冊数
	すぐに役立つ眼科日常診療のポイント—私はこうしている—	10,450 円	

（本書籍は定期購読には含まれておりません）

○印	MB　OCULISTA	定価(税込)	冊数
	2022年＿月～12月定期購読(No.＿～117：計＿冊)(送料弊社負担)		
	2021年バックナンバーセット(No.94～105：計12冊)(送料弊社負担)	41,800 円	
	No. 110　どう診る？ 視野異常	3,300 円	
	No. 109　放っておけない眼瞼けいれん—診断と治療のコツ—	3,300 円	
	No. 108　「超」入門 眼瞼手術アトラス—術前診察から術後管理まで— 増大号	5,500 円	
	No. 107　眼科医のための薬理学のイロハ	3,300 円	
	No. 106　角結膜疾患における小手術—基本手技と達人のコツ—	3,300 円	
	No. 105　強度近視・病的近視をどう診るか	3,300 円	
	No. 104　硝子体混濁を見逃さない！	3,300 円	
	No. 103　眼科医のための学校保健ガイド—最近の動向—	3,300 円	
	No. 102　水晶体脱臼・偏位と虹彩欠損トラブル	3,300 円	
	No. 96　眼科診療ガイドラインの活用法 増大号	5,500 円	
	No. 84　眼科鑑別診断の勘どころ 増大号	5,500 円	
	No. 72　Brush up 眼感染症—診断と治療の温故知新— 増大号	5,500 円	
	その他号数 (号数と冊数をご記入ください)　No.		

○印	書籍・雑誌名	定価(税込)	冊数
	目もとの上手なエイジング	2,750 円	
	美容外科手術—合併症と対策—	22,000 円	
	ここからスタート！眼形成手術の基本手技	8,250 円	
	超アトラス 眼瞼手術—眼科・形成外科の考えるポイント—	10,780 円	
	PEPARS No. 171 眼瞼の手術アトラス—手術の流れが見える— 増大号	5,720 円	
	PEPARS No. 147 美容医療の安全管理とトラブルシューティング 増大号	5,720 円	

お名前	フリガナ　　　　　　　　　　　　　　　　　　㊞	診療科
ご送付先	〒　　－　　　　　□自宅　　□お勤め先	
電話番号		□自宅　　□お勤め先

雑誌・書籍の申し込み合計
5,000円以上のご注文
は代金引換発送になります

—お問い合わせ先—
㈱全日本病院出版会営業部
電話　03(5689)5989

FAX 03(5689)8030

年　　月　　日

住 所 変 更 届 け

お 名 前	フリガナ	
お客様番号		毎回お送りしています封筒のお名前の右上に印字されております8ケタの番号をご記入下さい。
新お届け先	〒　　　　　　都 道 　　　　　　府 県	
新電話番号	（　　　　　）	
変更日付	年　　月　　日より	月号より
旧お届け先	〒	

※ 年間購読を注文されております雑誌・書籍名に✓を付けて下さい。
- ☐ Monthly Book Orthopaedics（月刊誌）
- ☐ Monthly Book Derma.（月刊誌）
- ☐ 整形外科最小侵襲手術ジャーナル（季刊誌）
- ☐ Monthly Book Medical Rehabilitation（月刊誌）
- ☐ Monthly Book ENTONI（月刊誌）
- ☐ PEPARS（月刊誌）
- ☐ Monthly Book OCULISTA（月刊誌）

FAX 03-5689-8030

全日本病院出版会行

Monthly Book OCULISTA バックナンバー一覧

2022.5. 現在

通常号 3,300 円(本体 3,000 円+税)　　増大号 5,500 円(本体 5,000 円+税)

各目次等の詳しい内容はホームページ(www.zenniti.com)をご覧ください.

年代別・目的別 眼鏡・コンタクトレンズ処方—私はこうしている—

編集企画／国立病院機構東京医療センター
眼科科長　　　　　　　　野田　徹
湖崎眼科副院長　　　　　前田　直之

編集主幹：村上　晶　順天堂大学教授 　　　　　高橋　浩　日本医科大学教授 　　　　　堀　裕一　東邦大学教授	No. 111　編集企画： 南場研一　北海道大学診療教授

Monthly Book OCULISTA　No. 111

2022 年 6 月 15 日発行（毎月 15 日発行）
定価は表紙に表示してあります.
Printed in Japan

発行者　　末 定 広 光
発行所　　株式会社　全日本病院出版会
〒 113-0033 東京都文京区本郷 3 丁目 16 番 4 号 7 階
　　　　　電話（03）5689-5989　Fax（03）5689-8030
　　　　　郵便振替口座 00160-9-58753
印刷・製本　三報社印刷株式会社　　電話（03）3637-0005
広告取扱店　㈱メディカルブレーン　電話（03）3814-5980

Ⓒ ZEN・NIHONBYOIN・SHUPPANKAI, 2022